"江苏省第二中医院·名医名家临床医案集萃"系列

郑 亮 脾胃病医案集

主 编　王媛媛

副主编　姜正艳　陈泓静

编 委　李 彤　张 怿

　　　　沈 芸　朱庆平

东南大学出版社
SOUTHEAST UNIVERSITY PRESS

·南京·

图书在版编目(CIP)数据

郑亮脾胃病医案集 / 王媛媛主编. — 南京：东南大学出版社，2023.12

("江苏省第二中医院·名医名家临床医案集萃"系列)

ISBN 978-7-5766-1104-5

Ⅰ.①郑… Ⅱ.①王… Ⅲ.①脾胃病－中医治疗法－医案－汇编 Ⅳ.①R256.3

中国国家版本馆 CIP 数据核字(2024)第 014022 号

郑亮脾胃病医案集
Zheng Liang Piweibing Yi'anji

主　　编	王媛媛
责任编辑	褚　蔚
责任校对	子雪莲　**封面设计**　王　玥　**责任印制**　周荣虎
出版发行	东南大学出版社
出 版 人	白云飞
社　　址	南京市四牌楼 2 号　邮编：210096
网　　址	http://www.seupress.com
电子邮箱	press@seupress.com
经　　销	全国各地新华书店
印　　刷	苏州市古得堡数码印刷有限公司
开　　本	700 mm×1000 mm　1/16
印　　张	9.25
字　　数	120 千字
版　　次	2023 年 12 月第 1 版
印　　次	2023 年 12 月第 1 次印刷
书　　号	ISBN 978-7-5766-1104-5
定　　价	68.00 元

本社图书若有印装质量问题，请直接与营销部联系，电话：025-83791830

"江苏省第二中医院·名医名家临床医案集萃"系列

丛书编委会

主　　编：殷立平　李志伟

副 主 编：张建斌　朱益敏　曹铁民　王媛媛
　　　　　王　霞　李　镇　许妍妍

编　　委：王　丽　赵裕沛　主父瑶　罗　超
　　　　　彭　雯　唐　杰　李伟良　姜正艳
　　　　　陈泓静　马　辉　顾长源　端梓任
　　　　　许　杭

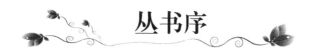

丛书序

医学之道，有中西之分，西为视触叩听、诊断与鉴别诊断，中曰望闻问切、辨证施治，然归根结底皆为探索人体健康之方法。中医药学包含着中华民族几千年的健康养生理念及其实践经验，是中华民族的伟大创举，是我国医学发展的重要组成部分。中医医案是中医专家临床诊治时辨证、立法、处方用药的连续记录，不仅是临床经验总结和传承，也是中医诊疗智慧的体现，更是能帮助后生们理解中医经典知识并转化为临床实践。

南京中医药大学第二附属医院（江苏省第二中医院）"名医名家临床医案集萃"系列，汇聚了我院临床一线中医名家多年的临床经验和治疗成果，从针灸推拿到药物治疗，从饮食调理到精神疗法，旨在弘扬中医药的瑰宝，传承中医学问，服务广大患者。医案之中，各医家所运用的理论与技术各异，但皆以"辨证施治"为核心，以调理人体阴阳平衡、激发其自身康复能力为目标。在医案中，我们可以看到中医的独特诊疗思路，注重临床患者体质信息的采集，体现整体观；注重八纲辨证，强调个体差异；注重病机分析，强调患者的症状、气质、体质等综合判断；注重治未病，强调预防措施的重要性；注重辨病和辨证统一，强调中西融合，中西治疗模式互为补充。

本医案集的推出，恰逢我院建院三十五周年。首先，我要特别感谢所有参与这部丛书编写的专家们和工作人员，他们辛勤耕耘，用笔墨展示了自己对中医药事业的爱，用实际行动给医院奉献一份厚礼；同时，我也衷心希望专家们的心血能够对临床一线年轻医生、中医学生有所帮助，加强他们对中医学的认识，提高临床中医诊疗能力，让更多的人受益于中医的疗效。

江苏省第二中医院党委书记

殷立平

郑亮教授及其临床经验简介

郑亮，主任中医师、教授、博士研究生导师；江苏省名中医，第二批全国中医药临床优秀人才，全国名老中医药专家学术经验继承指导老师、日本国际健康科学研究院兼职教授。南京中医药大学第二附属医院内科教研室主任、消化科主任、脾胃病研究中心主任。现任江苏省中医药学会消化病专业委员会副主任委员、中华中医药学会脾胃病分会委员、中国中西医结合学会肝病专业委员会常委、中国中西医结合学会消化内镜分会常委、中国中西医结合学会脾胃病治未病与外治法专家委员会常委、中国中医养生学分会常务理事、中国民族医药学会脾胃病分会常务理事、世界中医药学会联合会中医疗养研究专业委员会副会长、世界中医药学会联合会中医治未病专业委员会常务理事、世界中医药学会联合会中医临床思维专业委员会常务理事、中国中西医结合学会基础理论专业委员会委员、江苏省"333"工程科技学科带头人培养对象。

郑亮教授出生于誉有"御医传人，良医世家"的十代中医世家，毕业于南京中医药大学，并在日本鹿儿岛大学医院留学深造，学术特长是以中医为基础、中西医融合的临床医学。在36年的临床诊疗中，始终坚持中医药理论为指导，传承家族及名老中医的学术思想，并注重中西医结合和创新发展。郑教授擅长治疗消化系统疾病，如：慢性萎缩性胃炎及癌前期病变、胃食管反流病、消化道溃疡病、慢性腹泻、溃疡性结肠炎、胆石症、功能性胃肠病、肝硬化、消化系统肿瘤（尤其擅长癌前病变防治、肿瘤手术或化疗后中医特色治疗和管理），对内科疑难杂症也有独到的治疗思路和经验。郑亮教授也是中国中医养生学专家，担任养生康复学专业研究生导师，参与编辑了《中医养生大成》等多部养生康复学专著，同时也是国家卫生健康委"十三五"规划教材、全国高等中医药教育教材《中医养生学》的第一主编。他先后在国内外发表论文50余篇，出版专著11部，获国家Ⅰ类发明专利3项，曾获江苏省中医药科技成果奖和"南京市十大科技成果奖"。

郑亮教授为广和堂第10代传人，临诊以内科为主，交汇他科，兼收并蓄，其重视辨证，强调先辨阴阳八纲、次辨脏腑经络、卫气营血，辨证细腻，层层递进，辨证精准，说理透彻，精细立法，然后再遣方用药。他用药中正，擅用"和"法，不轻易剑走偏锋，临诊选方大多出自经典古籍，选一方或多方融合，合方化裁。临床诊治重视胃气，顾护脾胃，重视针灸、外治等一体化治疗，医养结合，重视养生。在30余年的临床实践中郑教授创立了"加味抑肝散""加味五七散""温中和胃汤""参草合剂""温中热熨方""利胆排石散""健脾开胃糕"等验方，临床疗效显著。

郑亮教授治疗慢性萎缩性胃炎有独到特色。郑亮教授认为许多慢性萎缩性胃炎患者病机关键为脾胃气虚、胃络瘀阻，治疗以活血行气为法。据此，郑亮教授创立验方五七散及加味五七散。五七散组方为五味子粉、三七粉、白及粉、锻乌贼骨粉、淮山药粉，加味五七散为五七散经改良去山药粉、加九香虫粉而成。临床运用中发现两方可明显改善患者胃痛、痞满、嗳气、反酸等症状。方中三七粉活血化瘀，白及收敛生肌，锻乌贼骨制酸收湿，三者合用，既能祛瘀生新，又可加强敛创生肌护膜之力。锻乌贼骨配白及，取方乌及散之意，可抑酸止血，生肌止痛。五味子配九香虫，前者促进黏膜组织生长、溃疡愈合，后者行气止痛、温中助阳，二者合用，一散一收，一方面既可行气活血而止痛，又可防止过于行气而散气、耗气，同时又能补而不滞。山药味甘、性平，入肺、脾、肾经，不燥不腻，具有健脾补肺、益胃补肾等功效。现代药理学证实以上几味中药都具有改善黏膜微循环、抗炎、抗氧化等作用。加味五七散的相关临床和实验研究也证实了其具有保护胃黏膜、行气活血止痛的功效。

对一些更年期前后伴有情志抑郁者，辨证属于肝胃气滞证，该证候临床表现为：主症：胃脘胀满或胀痛、胁肋胀痛；次症：症状因情绪因素诱发或加重、嗳气频作、胸闷不舒、纳差、失眠等，舌苔薄白、脉弦。治疗当以疏肝和胃、理气解郁为大法。对这类患者，郑教授喜用加味抑肝散治疗。加味抑肝散为古方抑肝散化裁，多用于神经系统疾病，郑亮教授独辟蹊径，用于上腹部不适伴情志抑郁者，每获良效。组方中，柴胡疏肝理气化郁，枳壳行气降气止痛，柴胡配枳壳一升一降，升降相因，清气得升，浊气得降，人体气机升降出入得以协调平衡；佛手疏肝解郁、理气和中、燥湿化痰；当归、白芍、川芎养血柔肝，其中川芎为血中之气药，还能活血祛瘀、行气止痛；钩藤清热平肝，泻肝内相火；白术、茯苓健脾和胃，防木病及土而生痰湿；甘草与芍药合用，一甘一酸，益阴养血，缓急止痛，且甘草还能补中益气，清泻心火；合欢皮、酸枣仁安神定志。诸药合用，具有抑肝扶脾理气、柔肝缓急止痛、养血宁心安神之功。

郑亮教授在临床治疗慢性萎缩性胃炎伴有癌前病变时喜用"二猫二参"，即猫爪草、猫人参、四叶参、生晒参。郑亮教授认为胃癌的主要病机为正虚邪实，正虚为脾肾虚损，邪实乃瘀血阻滞、热毒壅盛。六淫七情、饮食不节、劳逸失调，或脾胃素虚、气血不足，均可造成或加重脏腑功能失调，脾失健运，胃失和降，聚湿生痰，血行不畅，化生瘀毒，阻于胃脘，日久逐渐形成积聚。主要治则为扶正培本、活血化瘀、清热解毒、理气消导、软坚化痰。癌前病变治疗的目的是阻止或延缓从胃炎到胃癌的转化过程，故治疗亦可遵循以上原则。在辨证论治的基础上根据寒热虚实选用四药可起到扶正化瘀解毒、防癌抗瘤的作用。

郑亮教授认为脾胃虚弱为胃癌前期病变总的病机，因此治疗胃癌前期病变总的治法可概括为益气健脾运胃。獐宝早在《本草纲目》中就有记载,是一种名贵稀有药材。郑亮教授研发獐宝健胃汤:獐宝、党参、白术、茯苓、薏苡仁、山药、橘络、黄芪等治疗慢性萎缩性胃炎癌前病变临床取得满意疗效,并获得三项国家发明专利。组方中獐宝益气扶正、健脾消食,党参益气健脾、润肺生津,黄芪益气健脾、扶正固本,茯苓健脾渗湿、运化中焦,薏苡仁健脾清中、运化水湿,山药健脾助运、益胃补虚,橘络芳香醒脾、行气开胃,白术健脾助运、化湿畅中。

基于不同脾胃病的证候差异和虚实寒热性质不同,郑教授总结了多种"和法"处方,包括身心相和、升降相和、脾胃相和、肝脾相和、和胃通降、和中化湿,以重视胃气,顾护脾胃。脾胃病多伴郁证,与肝失疏泄有关,治当身心相和,用药与心理调摄并举,用和肝益胃汤;脾升胃降,为气机之枢纽,宜升降相和,善用药对枳壳配苏梗、柴胡伍厚朴等;脾为阴土、胃为阳土,故应脾胃相和、燥湿相济则阴阳和燮,常用法半夏、苍术配麦冬、石斛等;肝郁犯脾,脾失健运,则肝脾不和,治当疏肝健脾和中,经验方有加味抑肝散;胆胃同为六腑,以通降为顺,胆胃不和,则气机逆乱,治用经验方和胃通降汤。郑教授用"运脾法"调治脾胃病,秉承名中医江育仁教授的"欲健脾者,旨在运脾,欲使脾健,则不在补而贵在运"的学术观点,继承单兆伟教授孟河学派用药"轻、灵、运"的特色,不使过于厚腻呆滞,也不动转太过,毋用峻烈毒猛攻遂之品,并重视运脾开胃以强气血生化之源。经验方如加味运脾开胃汤。

郑亮研创的经验方代表有**温中和胃汤**治脾胃虚寒证、**健脾消癥汤**治疗消化道肿瘤、**利胆溶排汤**治疗胆石症、**三仙汤**治疗慢性肠炎、**润肠通便茶**治疗便秘、**消食开胃茶**治疗食滞证、**云母石散**治疗慢性泄泻、**胃宁散**护膜愈疡治疗消化道溃疡、**清幽和胃汤**治疗慢性萎缩性胃炎及癌前病变、**獐宝八珍散**治疗脾虚积滞证、**任脉灸**治疗脾胃病虚寒证等,这些验方取得了良好疗效,在临床被推广使用,有的配方已开发成院内制剂或获得国家专利。

总结郑亮教授的学术心得：

强调中医理论功底，传承教育从经典入手；

临诊重视辨证，理法方药；

用药中正，擅长"和"法；

重视胃气，顾护脾胃；

以内科为主，交汇他科，兼收并蓄；

重视针灸、外治等一体化治疗；

医养结合，重视养生；

诊籍丰富，物证珍贵。

目　录

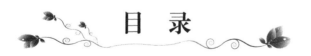

一、功能性胃肠病医案

案例 1

季某,男,36 岁。2022 年 5 月 25 日初诊。

主诉:胃胀间作 4 年余。患者 4 年来感胃胀间作,进食后加重,时有胃中灼烧感,反酸、嗳气,胸骨后有"烧心"感,晨起口干口苦,疼痛不著,纳食量减,大便不成形,日行 2～3 次,夜寐尚安,平素心情不佳,工作压力较大,舌质红,苔黄腻,脉弦。2022 年 5 月 18 日江苏省中医院胃镜示:慢性浅表性胃炎;结肠镜示:结肠多发腺瘤(已钳除)。既往有"脂肪肝"病史,未行药物治疗。

中医诊断:胃痞(胃热气滞)。西医诊断:功能性消化不良。

证机概要:肝郁气滞化火。

治法:疏肝理气,清热和胃。

方药:加味抑肝散合化肝煎加减:醋柴胡 10 g,党参 10 g,炒白术 10 g,茯苓 10 g,法半夏 10 g,陈皮 8 g,青皮 6 g,牡丹皮 10 g,当归 15 g,川芎 10 g,钩藤 10 g,香附 10 g,枳壳 10 g,栀子 6 g,炒白芍 10 g,酒黄芩 10 g,仙鹤草 15 g,木香 10 g,云母石 20 g,炙甘草 5 g。14 剂,结合心理疏导,嘱其饮食清淡,避免辛辣刺激、油煎油炸之品。

二诊(2022 年 6 月 9 日):药后患者胸骨后及胃中灼热感已除,反酸、嗳气较前好转,晨起口干口苦,时有胃胀,进食后加重,纳食量增,大便较前成形,日行 2～3 次,夜寐安,舌质红,苔薄黄,脉弦。原方加香橼 10 g、莱菔子 10 g。

三诊(2022 年 6 月 30 日):药后患者胃胀明显好转,晨起稍有口干口苦,纳食尚可,大便已成形,日行 1～2 次,舌质偏红,苔薄黄,脉小弦。前方改沉香为沉香曲 3 g。

【按语】 患者近年来反复出现胃胀、反酸、嗳气等相关症状,且近期胃肠镜未见明显器质性疾病,故可诊断为功能性胃肠病。患者以胃胀、胃中灼烧感为主,在中医学属于"胃痞"范畴,《石室秘录·正医法》亦云:"肝经之病,两胁胀满,吞酸吐酸等症,乃肝木之郁也。"《临证备要·吞酸》云:"胃中泛酸,嘈杂有烧灼感,多因肝气犯胃。"同时"肝为起病之源,胃为传病之所"。本病病位虽在食管、胃,但根本在肝,故治疗中尤要注重肝气的疏导。本病病位在脾、胃,与肝密切相关。肝主疏泄,调畅全身气机,患者平素工作压力较大,心情郁郁,肝失疏泄。《血证论·腑病机论》言:"木之性主于疏泄,食气入胃,全赖肝木之气以疏泄之,而水谷乃化。"若肝之疏泄不及,横逆犯脾,脾胃功能失常引起脘腹胀满、疼痛、嗳气,脾之运化失常而生内湿,或郁久化火,与湿相合为湿热,蕴阻中焦,犯于脏腑。脾主升,胃主降,两者共同调节人体气机,使清气上升,浊气下降,故为气机枢纽,脾胃虚弱,或过食肥甘厚腻,或他脏克犯,则气机升降失司,气机停滞则出现胃胀,浊气上逆则反酸、嗳气等。

　　本例医案中郑老师选用加味抑肝散合化肝煎。其中加味抑肝散源于《仁斋直指方》中抑肝散加味,方中柴胡疏肝化郁,枳壳、木香行气止痛,柴胡配枳壳一升一降,能升清降浊,恢复人体气机升降出入之协调平衡;青皮疏肝解郁、理气和中;栀子清热泻火,尤善疏泄肝胆之火;当归、白芍、川芎养血柔肝,且川芎还能活血祛瘀、行气止痛,为血中之气药;钩藤清热平肝,泻肝内相火;茯苓、白术健脾和胃,防木病及土而生痰湿;甘草补中益气,清泻心火,与白芍合用,一甘一酸,益阴养血,缓急止痛;黄芩、仙鹤草可清胃中之热,患者久病,予以牡丹皮活血化瘀,云母石止泻。诸药合用,具有疏肝理气、养血活血、宁心安神之功。

郑·师·点·评

　　功能性胃肠病的病因病机虽多,但万变不离"气机",气滞、气虚均可导致气不运。气运失司则酿生他邪,当泻其有余,补其不足,通其气道,则病易愈。临床可多用调理气机的药对,如香附配苏梗、枳壳配木蝴蝶等。

案例2

陈某某,女,51岁。2021年6月8日初诊。

主诉:胃脘部隐痛间作1年余。患者1年来感胃脘部隐痛间作,轻压痛,饥不欲食,进食后胃胀明显,胃中嘈杂,稍有反酸、嗳气,无胸骨后"烧心"感,口干不欲饮,无口苦,纳食量少,大便偏干,2~3日行一次,小便色黄、频多,夜寐可,已停经,舌质红,苔少,脉细数。2021-06-07本院胃镜检查示:慢性浅表性胃炎HP(+);肠镜检查示:慢性结肠炎。

中医诊断:胃痛——阴虚胃热。西医诊断:功能性消化不良。

证机概要:久病耗气伤阴,虚热内生。

治法:养阴清热,和胃止痛。

方药:益胃汤加减:玉竹10 g,北沙参10 g,麦冬10 g,生地黄10 g,党参15 g,炒白术10 g,茯苓10 g,黄芩10 g,法半夏10 g,陈皮8 g,炒薏苡仁20 g,醋香附10 g,麸炒枳壳10 g,紫苏梗10 g,海螵蛸20 g,百合10 g,决明子10 g,火麻仁10 g,郁李仁10 g。14剂,结合心理疏导,嘱其饮食清淡,避免辛辣刺激、油煎油炸之品。

二诊(2021年6月24日):药后患者胃痛较前明显好转,轻压痛,胃胀、嘈杂稍有缓解,反酸、嗳气已除,纳食量稍增,夜寐可,大便稍偏干,2~3日一行,小便色黄、频多,已停经,舌质红,苔少,脉细数。原方加莱菔子10 g,鸡内金8 g,焦山楂10 g。14剂。

三诊(2021年7月10日):药后患者胃痛未再发作,稍有胃胀,反酸、嗳气已除,纳食尚可,大便已正常,日行1~2次,小便稍黄、频多,舌质偏红,苔薄,脉小弦。前方续用14剂。

后患者未再复诊。

【按语】 患者以胃痛为主,故中医学属于"胃痛"范畴,本病病位在胃,与肝、脾密切相关,基本病机为胃气郁滞,胃失和降,不通则痛。女子"……七七,任脉虚,太冲脉衰少,天癸竭,地道不通,故形坏而无子也",任脉气血,太冲脉气血衰弱,天癸枯竭,是女性心理、生理重要的转折时期,其阴阳俱衰,但阴衰甚于阳衰,易出现阴虚的证候,胃喜润而恶燥,以降为顺。患者初起胃气郁滞,胃失和降,久病耗气伤阴,胃阴不足,虚热内生,热郁于胃,气失和降,则胃脘隐痛而有灼热感,嘈杂不舒,痞胀不适;胃中虚热扰动,消食较快,则有饥饿感,而胃阴失滋,纳化迟滞,则饥不欲食;胃失和降,胃气上逆,可见反酸、嗳气;胃阴亏虚,阴津不能上滋,则口燥咽干;不能下润肠道,则大便干结;小便短少,舌红少苔乏津,脉细数,为阴液亏少之征。胃阴虚多由于湿热蕴久化燥伤阴或肝郁日久可化热伤阴,胃阴损伤,津液不足,胃失濡养,不能发挥受纳腐熟之功,通降功能失常。无论是湿热蕴结或肝郁日久所伤之阴,均难使阴液较快恢复,需缓缓补之。

本例医案中郑老师选用益胃汤加减:生地、麦冬味甘性寒,功擅养阴清热,生津润燥,为甘凉益胃之上品;北沙参、玉竹养阴生津,加强生地、麦冬益胃养阴之力;党参、炒白术、茯苓可健脾益气,加强脾胃功能,促进恢复;法半夏和胃降气消痞,陈皮行气散结,二药配伍,相互促进,散降有序,可和胃行气;黄芩可清胃中之热;香附可行气解郁,枳壳可行气消胀,紫苏梗可理气止痛,三药合用,可以缓解焦虑,促进胃肠道蠕动,缓解消化不良的症状;海螵蛸、百合可护膜止痛;决明子、火麻仁、郁李仁可润肠通便。诸药合用,共奏养阴清热、和胃止痛、疏肝理气之功。

──────────── 郑·师·点·评 ────────────

功能性胃肠病的治疗除对症用药外,生活调摄不容忽视,少食辛辣刺激、肥腻油炸的食物,戒烟、限酒,避免咖啡、浓茶等,减少对消化道的刺激。同时,还应保持心情愉悦。

案例3

许某,女,44岁。2021年3月20日初诊。

主诉:大便不成形反复1月余。患者一个月来大便不成形,次数较多,甚时3~4次,泻下急迫,伴有中下腹痛,泻后痛缓,肛门坠胀,无黏液脓血便,胃脘部无明显不适,情志焦躁,纳食尚可,小便偏黄,夜寐欠安,舌质偏红,苔中根黄腻,脉弦数。2021年3月12日在江苏省人民医院行胃镜检查示慢性胃炎;肠镜检查示慢性结肠炎。患者既往有"焦虑症"病史,长期服用抗焦虑药物治疗。

中医诊断:泄泻——湿热困脾证。西医诊断:肠易激综合征(腹泻型)。

证机概要:湿热交结,脾失运化。

治法:清热燥湿,扶脾止泻。

方药:葛根芩连汤合痛泻要方加减:粉葛根20 g,酒黄芩10 g,黄连6 g,陈皮8 g,炒白术10 g,炒白芍10 g,防风10 g,当归10 g,党参10 g,干姜3 g,茯苓10 g,仙鹤草15 g,砂仁3 g,醋延胡索10 g,云母石20 g。7剂。结合心理疏导,嘱其饮食清淡,避免辛辣刺激、油煎油炸之品。

二诊(2021年3月28日):患者药后大便较前成形,日行2~3次,上腹痛较前明显好转,肛门坠胀,无黏液脓血便,无胃脘部不适,纳食尚可,小便偏黄,夜寐安,舌质偏红,苔中根黄稍腻,脉弦数。前方延胡索减至6 g,加石榴皮10 g。

三诊(2021年4月7日):患者药后大便已成形,日行1~2次,稍有便前腹痛,稍有肛门坠胀,无黏液脓血便,无胃脘部不适,纳食尚可,小便偏黄,夜寐安,舌质偏红,苔中根黄稍腻,脉弦数。前方加地锦草20 g。

【按语】 患者以大便不成形、次数频多为主,故在中医学中属"泄泻"范畴,主要病因病机为情志失和、饮食不节、疲劳过度及外邪犯胃等,若患者正气不足,邪自外来,循人体脉络体系由表入里,由局部至全身,致浊毒之邪胶结于中焦脾胃,进而导致中焦脾胃功能紊乱。"泄泻之本,无由于脾胃",随着生活水平提高,患者肥甘厚味之品摄入较多,湿热蕴结,且情志焦躁,肝郁气滞,脾胃运化减弱,小肠分清泌浊、大肠传导功能异常发而为病。其病机总属脾胃湿热为标,肝郁脾虚为本。正如《医方考·泄泻门》指出："泻责之脾，痛责之肝；肝责之实，脾责之虚，故令痛泻。"该患者因感受外邪、饮食所伤或情志不调损伤脾胃，脾虚湿盛，湿浊内蕴化热，困于中焦，脾失健运，水湿不化，肠道清浊不分，传化失司。故临床中对于脾胃湿热型患者的治疗应当在清热利湿、健脾止泻的基础上疏肝解郁，行气止痛，从而达到标本兼顾的治疗效果。

本例医案中郑老师选用葛根芩连汤合痛泻要方加减。方中葛根为君药，不仅可解肌清热，又可升发脾胃清阳之气而治下利；黄芩、黄连苦寒清热燥湿，可清胃肠之湿热；砂仁芳香化湿；甘草、白芍甘缓和中，加以白术、茯苓、砂仁以健脾利湿，泄泻自止，陈皮辛苦而温，理气燥湿，醒脾和胃；全方以清利湿热、健脾和胃、益气为主，以达到湿热清，脾胃健，而治泄泻的目的。本方中加入一味老师特色用药——云母石，以加强止泻功效；云母石为层状硅酸盐类晶体结构矿物，具有吸附性、膨胀性、可塑性和离子交换性等特殊的物理性质，易于吸附于黏膜的表面而迅速膨胀扩散，这也为其治疗腹泻型肠易激综合征提供了理论基础。有研究表明，云母石合用痛泻要方能明显改善肠易激综合征腹泻型肝郁脾虚证患者腹泻、腹痛等症状，甚至改善患者焦虑、抑郁状态。

郑·师·点·评

随着生活节奏的加快，肠易激综合征的发病率逐年提高，症状发作或加重均与情绪紧张有关，焦虑、抑郁、激动、恐惧等情绪不安因素刺激机体，影响植物神经功能，从而引起结肠和小肠的运动功能改变及分泌功能的失调，故应重视情志对症状的影响。

案例 4

姚某某，女，59 岁。2022 年 5 月 7 日初诊。

主诉：大便秘结 1 年。一年来患者反复便秘，大便干结，呈羊屎状,进食火龙果、香蕉后方能排便,2～3 日一行,腹痛间作,排便后疼痛稍缓解,无腹胀,余无特殊不适,纳食尚可,已停经,舌质红,苔薄黄,脉弦。2021 年 9 月 30 日本院肠镜检查示慢性结肠炎。

中医诊断:便秘病——热结肠腑证。西医诊断:肠易激综合征(便秘型)。

证机概要:热结肠腑,传导失司。

治法:泻热导滞,润肠通便。

方药:麻仁丸合木香行气散加减:火麻仁 10 g,麸炒枳实 10 g,生大黄 4 g,姜厚朴 10 g,炙黄芪 20 g,槟榔 10 g,木香 10 g,生地黄 20 g,麦冬 15 g,玄参 10 g,芒硝 2 g,酒肉苁蓉 15 g,炒瓜蒌子 10 g,赭石 15 g,郁李仁 10 g,沉香曲 3 g,炒苦杏仁 10 g。结合心理疏导,嘱其饮食清淡,避免辛辣刺激、油煎油炸之品。

二诊(2022 年 5 月 21 日):药后患者大便干结稍有好转,2～3 日一行,余无特殊不适,纳食尚可,夜寐可,已停经,舌质红,苔薄黄,脉弦。原方生大黄加至 10 g,芒硝加至 4 g。

三诊(2022 年 6 月 4 日):药后患者大便干结明显好转,日行 1 次,余无特殊不适,纳食尚可,已停经,舌质红,苔薄黄,脉弦。前方续用,治疗 2 个月后基本已愈。

【按语】 患者以大便秘结为主,故中医学属于"便秘"范畴,本病病位在大肠,涉及脾、胃、肺、肝、肾等多个脏腑,胃与肝、脾密切相关,基本病机为大肠传导失常。便秘主要本病病位虽在肠,但与肝脾肺肾等脏器的功能失调密不可分。《素问·灵兰秘典论篇》云:"大肠者,传导之官,变化出焉。"大肠作为六腑之一,传化物而不藏,实而不能满,以通为用,以降为顺。食糜通过脾之运化、胃之降浊到达肠腑,在大肠燥化作用下形成粪便,而大肠的燥化作用离不开肾阳的气化,且肾为封藏之本,可固摄二便使其藏泄有度。患者过食肥甘厚味、过食辛辣,致肠胃积热,胃热炽盛,下传大肠,燔灼津液,大肠热盛,燥屎内结,脾气亏虚或脾气壅滞,脾之运化失职,大肠传导无力,而发为便秘。

本例医案中郑老师选用麻仁丸合木香行气散加减，方中大黄、芒硝清热泄下；火麻仁性味甘平，质润多脂，玄参滋阴润燥、壮水制火，启肾水以润肠燥，郁李仁、瓜蒌子润燥滑肠；杏仁利肺降气，润燥通便；枳实下气破结，厚朴行气除满，以加强降泄通便之力；炙黄芪益气润肠；槟榔、木香行气；生地、麦冬味甘性寒，功擅养阴清热，生津润燥，酒肉苁蓉养阴润肠，三者合用加强通便之力，诸药合用，共奏清热润燥、行气通便之功。

郑·师·点·评

便秘主要病机为大肠传导失常，治疗应当以"通"为主，主要以润下、行气、导滞等方法，临床疗效显著。

案例5

张某某，女，71岁。2022年5月18日初诊。

主诉：纳食量少2月余。2个月来，患者感纳食量少，进食则腹胀明显，伴嗳气，胸骨后憋闷不适，神疲乏力，无反酸，无明显胃痛，纳食量少，二便正常，夜寐不佳，舌质偏淡，苔薄白，脉细。曾查心电图示：① 窦性心律；② ST段改变。胃镜检查示慢性胃炎。

中医诊断：纳差——脾胃虚弱。西医诊断：功能性消化不良。

证机概要：脾胃虚弱，升降失常。

治法：补气健脾，升清降浊。

方药：温中和胃汤加减：党参20 g，茯苓10 g，炒白术10 g，法半夏10 g，陈皮8 g，当归10 g，川芎10 g，炙黄芪15 g，炮姜5 g，香附10 g，枳壳10 g，紫苏梗10 g，炒白芍10 g，炙甘草10 g。14剂。结合心理疏导，嘱其饮食清淡，避免辛辣刺激、油煎油炸之品。

二诊（2022年6月2日）：患者药后纳食量稍增，腹胀稍有好转，嗳气频作，胸骨后不适，无反酸，大便正常，夜寐好转，舌质偏淡，苔薄，脉细。前方加六神曲8 g，焦山楂10 g，炒麦芽10 g。

三诊(2022 年 6 月 18 日):患者药后腹胀较前明显好转,纳食量增,胸骨后灼烧不适偶作,无明显反酸嗳气,无口干口苦,夜寐安,舌质淡,苔薄,脉细。前方续用 14 剂。

【按语】 患者的症状主要表现为纳食量减,进食后感腹胀,可归属于"纳差"范畴,其状如《难经·四十四难》所云:"凡纳差之病,食不下,腹满而善呕,泻谷不化者,可治于初。"本例根据症状、舌脉可辨证为脾胃虚弱证。基本病机为脾胃虚弱,中焦升降无权,脾不运化,胃不受纳。《素问·上古天真论》曰:"胃者,海也,五味归海,泛泛肃肃,而受气于肺。"《灵枢·本脏》曰:"脾者,土也,受谷而化之。"脾、胃是后天之本,气血生化之源,负责受纳、运化、升降水谷精微,奉养全身。脾主升清,胃主降浊,脾胃一纳一运、一升一降,相互配合,完成人体对饮食物的消化吸收和代谢。患者因多种因素例如外感邪气、内伤饮食、情志不调或素体虚弱、年迈等,导致脾胃气虚,中焦升降无力,脾气当升不升,水谷精微无法输布至心肺,而见神疲乏力;胃气当降不降,饮食不得以顺行,故而感腹胀,进食后加重。治疗当以补气健脾、升清降浊为主。本例医案中郑老师选用温中和胃汤加减,方中各药,各具特效,相辅相成。方中党参、茯苓、炒白术等药物善于健脾、益气、和胃,滋养脾胃,香附、枳壳、紫苏梗三药合用能够散解郁滞之邪,助气血运行;炮姜、炙黄芪可加强温中益气功效;当归、川芎二药合用可以行气活血,促进胃肠动力;陈皮、法半夏可理气降逆;六神曲、焦山楂、炒麦芽,可消食调中、健脾和胃,善于和胃降逆,适宜治疗脾胃虚弱、食积不消之症;其中神曲与焦山楂同用,可增强消食化积之效,减轻胃脘胀闷之症;而神曲与炒麦芽同用,可增强脾胃之运化能力,遂使食糜顺利转化,消除食积,治疗脾胃失和;焦山楂与炒麦芽相携,疏肝解郁,调和气血。

―――――――――― 郑·师·点·评 ――――――――――

"内伤脾胃,百病由生",脾胃受损,则受纳、运化、升降、统摄无权,故临床最常见纳食量减。

案例 6

袁某某,男,65 岁。2022 年 5 月 7 日初诊。

主诉:腹胀间作 3 年。3 年来,患者腹胀频作,欲吐不吐,进食量多、抽烟及休息不当时即作,进食辛辣后感腹痛,腹痛即泻,泻后痛缓,无反酸嗳气,无"烧心"感,无口干口苦,舌质红,苔中根黄腻,脉弦。有吸烟史,每日 2 包。自诉空腹血糖 7.04 mmol/L,2022 年 5 月 23 日本院胸部 CT 示:① 右肺上叶、左肺下叶微小结节,建议年度复查;② 两肺散在索条影;③ 主动脉管壁钙化。2022 年 5 月 23 日本院胃镜检查示:慢性浅表性胃炎。

中医诊断:腹胀——胃热气逆证。西医诊断:功能性消化不良。

证机概要:胃热蒸腾,胃气上逆。

治法:清热和胃降逆。

方药:清胃止逆汤合半夏厚朴汤加减:太子参 15 g,茯苓 10 g,炒白术 10 g,法半夏 10 g,陈皮 8 g,黄芩 10 g,黄连 5 g,仙鹤草 20 g,姜厚朴 10 g,香附 10 g,浙贝母 10 g,枳壳 10 g,紫苏梗 10 g,蒲公英 15 g,炙甘草 5 g。14 剂。结合心理疏导,嘱其饮食清淡,避免辛辣刺激、油煎油炸之品。

二诊(2022 年 5 月 21 日):患者药后腹胀较前明显好转,频率较前减少,无反酸嗳气,无口干口苦,进食不当后感腹痛偶作,腹痛即泻,泻后痛缓,大便日行 2～3 次,质偏稀。舌质红,苔中根薄黄稍腻,脉弦。原方去浙贝母、蒲公英,加马齿苋 20 g、石榴皮 15 g、败酱草 15 g。

三诊(2022 年 6 月 4 日):患者药后腹胀基本已除,无反酸嗳气,无口干口苦,无明显腹痛腹胀,大便偏稀,舌质偏红,苔薄黄,脉弦。

【按语】 患者腹胀频作,欲吐不吐,当属"腹胀"范畴,患者有消化不良症状,胃镜未见明显异常,故诊断为功能性消化不良。该病临床多表现为实证、虚证及虚实夹杂之证,其中实证多为气滞、湿热、食滞之证;虚证多为脾胃气虚、虚寒或阴津亏虚之证,虚实夹杂多为寒热错杂之证。腹胀基本病机为各种原因导致的脾胃受损,胃失和降。胃为五脏六腑之海，脾胃为后天之本。患者长期饮食不节，嗜酒肥甘，偏嗜辛辣刺激，可滋养土热，助长胃火，胃热蒸腾，胃气不降，食滞不化，饮食不得以顺行，故可见腹胀，欲吐而不吐；长期抽烟，烟气熏脏，可损伤胃阴，加重胃热；长时间劳累、熬夜、睡眠不足等不良生活习惯，会损伤正气，脾胃功能减退，促进疾病发生，且病情迁延反复，会导致各脏器储备功能下降，免疫力降低，胃肠黏膜屏障防御功能减弱，特别对于部分老年患者或免疫力低下患者而言，可能会诱发较为严重的心、肺疾患或感染性病变。

治疗本例患者，应当顺胃气，清胃火，养脾土，以达内外调和，阴阳平衡之效。郑老师使用清胃止逆汤合半夏厚朴汤加减。太子参、茯苓、炒白术可益气健脾；半夏、陈皮、厚朴三药合用，可通畅气机，降逆止呕；黄连、黄芩可清泄中焦之热，联合仙鹤草、蒲公英可治疗各种实热证；香附能宣畅十二经气分，兼入血分，尤善舒肝行气，枳壳能行气宽中、消胀止痛，紫苏梗理气宽胸，三药合用，气血同调，有解郁止痛之功；浙贝母可制酸，缓解灼热不适等症状；炙甘草可补脾和胃，同时调和诸药。患者二诊时诸症好转，唯泄泻频作，老师加用马齿苋、石榴皮、败酱草可清热解毒，消炎止痛，散血消肿，利湿止泻。三药合用，有清解肠间湿热瘀毒之功，可以有效治疗湿热泄泻。

------------ 郑·师·点·评 ------------

腹胀之病，主因一个"逆"字，应尽快找到致逆的病源，不可见呕即止呕。

案例7

刘某某，女，60岁。2020年8月20日初诊。

主诉：大便难解半年余。患者半年来大便持续难解，3～5日一行，粪质正常，无明显便血黑便，无肛门疼痛坠胀，偶有腹胀，平素畏寒肢冷，劳累后腰膝酸软。舌淡苔薄白，脉沉迟。2020年3月15日外院行肠镜检查示慢性结肠炎。

中医诊断:便秘——脾肾阳虚。西医诊断:功能性便秘。

证机概要:阴寒内结,大肠失煦,传导无力。

治法:温补脾肾,润肠通便。

方药:附子理中汤合济川煎加减:黑附片15 g,太子参10 g,干姜6 g,肉桂6 g,炒白芍30 g,生白术30 g,枳实10 g,肉苁蓉10 g,当归10 g,怀牛膝10 g,炙黄芪30 g,炙甘草6 g。14剂。结合心理疏导,嘱其饮食清淡,避免辛辣刺激、油煎油炸之品。

二诊(2020年9月8日):排便困难稍缓解,2~3日一行,大便偏干,畏寒肢冷、腹胀、腰膝酸软等症状明显好转。舌淡苔薄白,脉沉。在原方基础上,加决明子10 g、玄参30 g、生地黄30 g。

【按语】 患者以大便难解为主症,肠镜排除器质性病变,故便秘诊断明确。功能性便秘与便秘型肠易激综合征的主要区别在于腹痛是否为主要症状。功能性便秘患者主要表现为腹部胀满,且程度相对较轻,因此患者符合功能性便秘的诊断依据。《诸病源候论》曰:"大便难者,由五脏不调,阴阳偏有虚实,谓三焦不和则冷热并结故也……邪在肾亦令大便难。"指出五脏不调是便秘的病因,而便秘又与肾脏密切相关。《景岳全书》曰:"凡下焦阳虚则阳气不行,阳气不行,则不能传送。而阴凝于下,此阳虚而阴结也。"张景岳提出肾阳虚可使阴液凝结,从而导致便秘。老师认为便秘的发病与外感寒热邪气、内伤饮食情志、年老体虚、久病损耗等因素密切相关。患者大便困难,但粪质尚属正常,结合患者平素畏寒肢冷、腹胀、腰膝酸软、舌淡苔薄白、脉沉迟等症状,诊断为脾肾阳虚。患者年老体虚、阳气不足,大肠失去温煦作用,传导无力,导致阴寒内结,大便排泄困难。治疗应以温养脾肾、滋润肠道以通便。本例医案中郑老师选择附子理中汤与济川煎的加减配伍,方中附子、干姜、肉桂能补火助阳,引火归原;太子参益气健脾,生白术、枳实则可健脾益气、理气导滞,重用生白术可加强通便之功效;肉苁蓉、当归则可温阳补血,润肠通便;怀牛膝能补益肝肾,强筋壮骨;炙黄芪则有补益脾气、升举中阳之功;炙甘草则能补脾益气,调和诸药。二诊时,患者畏寒肢冷等症状有所减轻,但大便仍偏干,考虑原方温燥偏过,损伤阴液,因此在原方的基础上加入决明子、生地黄、玄参,既可清热泻火,防止温燥过盛,同时还能润肠通便。

————— 郑·师·点·评 —————

对于脾肾阳虚型便秘,可以通过温补脾肾法改善患者体质,从而促进脾胃运化,肾阳温煦,增强大肠的传导功能,从本质上改善便秘。

案例8

王某某,女,56岁。2022年5月12日初诊。

主诉:大便秘结半年余。患者半年来大便秘结难解,3~5日行一次,黏腻不爽,伴小腹胀痛不适,排便后缓解,食欲不振,纳食量少,神疲乏力,小便清长而频数,四肢不温,失眠难寐,面色晦黯,唇色偏紫,舌质黯红,苔白厚腻,脉沉。2022年1月8日本院查肠镜检查未见明显异常。

中医诊断:便秘(脾肾亏虚、痰瘀互结证)。**西医诊断:**便秘型肠易激综合征。

证机概要:脾肾气虚,痰瘀互结。

治法:培元固本,化痰散瘀。

方药:固本养生汤合六君子汤合桃红四物汤加减:熟地黄15 g,党参15 g,当归10 g,川芎10 g,赤芍10 g,山茱萸10 g,肉苁蓉10 g,茯苓10 g,炒白术10 g,法半夏10 g,陈皮8 g,桃仁10 g,红花5 g,枸杞子10 g,菟丝子10 g。14剂。结合心理疏导,嘱其饮食清淡,避免辛辣刺激、油煎油炸之品。

二诊(2022年5月27日):患者药后感乏力减轻,腹胀腹痛明显减轻,四肢稍温,小便次数减少,大便较前好转,两日一行,但黏腻感尚有,纳食量稍增,仍失眠难寐,面色晦黯减轻,唇色偏紫,舌质暗红,苔白腻,脉微弦滑。原方加紫苏叶 10 g,百合 20 g,夏枯草 10 g。

三诊(2022 年 6 月 10 日):患者自述神疲乏力基本已除,无腹胀不适,手足微温,排便通畅,每日一行,且黏腻感明显减轻,纳食量增,睡眠改善,面色晦黯明显减轻,微泛光泽,唇黯红,舌质黯红减轻,苔白微腻,脉微弦滑。前方去熟地黄、山茱萸、肉苁蓉。

【按语】 患者以大便难解为主症,肠镜排除器质性病变,故便秘诊断明确。肠易激综合征便秘患者主要表现为小腹胀痛,排便后缓解,因此患者符合便秘型肠易激综合征的诊断依据。肾为先天之本生命之根,又称命门,是人体一切功能活动的源泉。"肾开窍于二阴,主二便。"便秘的基本病机为大肠的传导失司,但大肠的传导须经过肾气的激发和滋养,才能发挥正常的作用,故仍可归于肾虚。脾为后天之本,受肾之精驱动,散布水谷精微至全身。若脾肾亏虚,气血生化失源,脾肾不能互相提供精微,脾不得肾之精而无力运化水湿,肾不得脾之精则封藏功能失职,水液代谢障碍,聚而生痰,痰阻气血,久则生瘀,是痰、瘀产生的根源。

患者久病,脾肾亏虚,气机不畅,肠腑不通而发病。脾肾气虚,水液不化,聚而生痰,困阻中焦,胃气不通则纳食量少;困阻机体四肢,气血不能温煦濡养,出现身体疲倦乏力、四肢不温;痰瘀互结于肠腑,气血不通,大肠传导失司,糟粕滞而不行,出现小腹胀痛、排便困难;痰与糟粕搏结,则便黏不爽;肾气不固,出现小便清长而频数;脾肾气血生化乏源,无法上荣头面,失于濡养而面色晦暗、唇紫。舌质偏红、苔白厚腻、脉沉均是脾肾亏虚,痰瘀互结之象。故治以培本固元、化痰散瘀为法。方中党参益脾补肾;白术、茯苓利水渗湿;陈皮、半夏理气燥湿化痰;桃仁、红花、当归、川芎、赤芍活血化瘀;肉苁蓉、熟地黄、山茱萸补肾通便;枸杞子、菟丝子可补肾、润肠、利小便。患者二诊时病势稍缓,加紫苏叶、夏枯草、百合,配合法半夏可引阳入阴,改善睡眠。三诊时患者诸症改善,故去熟地黄、山茱萸、肉苁蓉,以防滋腻太过。药证相符,患者病愈。

————————— 郑·师·点·评 —————————

　　肥甘厚腻易生湿生痰,生冷之物耗伤阳气,熬夜伤气伤血,三者互相影响以致脾肾亏虚,痰瘀互结。治疗时切忌一味泻下,应标本兼治,培元固本。

案例 9

　　廖某某,女,74 岁。2019 年 3 月 18 日初诊。

　　主诉:大便排出困难 6 年余,加重 1 月。患者 6 年来大便排出不畅,服用苁蓉通便口服液后方可排出,1 月前患者生气后症状加重,大便干结,质地坚硬,燥如羊屎,3～4 日一行,排出无力,肛门作坠,伴有腹胀,生气时加重,神疲乏力,纳食尚可,夜寐尚安,舌绛红,苔白,脉细数。曾查肠镜示慢性结肠炎;既往有乳腺癌病史,已行手术治疗,术后未行放化疗治疗;有“脑梗死”病史,长期口服瑞舒伐他汀钙片降脂稳定板块、脑心通胶囊治疗。

　　中医诊断:便秘(气阴两虚)。西医诊断:功能性便秘。

　　证机概要:气阴两虚,肠燥津亏,传导不利。

　　治法:益气滋阴、行气解郁。

　　方药:增液汤合木香顺气散加减:麦冬 15 g,玄参 15 g,当归 20 g,生地黄 20 g,白术 20 g,肉苁蓉 20 g,炙黄芪 30 g,升麻 15 g,火麻仁 10 g,郁李仁 10 g,决明子 10 g,木香 15 g,枳实 15 g,乌药 10 g,青皮 8 g,陈皮 6 g,厚朴 10 g,柴胡 15 g,点地梅 10 g,炙甘草 10 g。7 剂,水煎服,每日 1 剂,早晚分服。

　　二诊(2019 年 3 月 26 日):患者诸症好转,排便困难较前明显缓解,大便质稍干,2 日一行,舌质淡紫红,脉细微数。原方加桃仁 10 g、红花 5 g。续用 14 剂。

　　三诊(2019 年 4 月 12 日):患者大便已通畅,日行 1 次,色黄,质软成形,无明显腹痛腹胀等不适,舌淡红,苔薄白,脉弦。嘱患者平时保持心情舒畅,多食粗纤维食物(蔬菜、水果等),增加饮水量,不适随诊。续用14剂。

【按语】 患者老年女性,病程日久,脏腑功能渐衰,阴津化生不足,肠道失于濡润,肠内糟粕燥结不行,故见排便困难,大便干结,质地坚硬。肠道津液不足,燥屎积滞,气机滞而不行,胃失和降,故伴有腹胀。患者平素情绪不佳,肝失疏泄,故生气时症状加重;木盛克土,损伤脾胃,气血生化不足,故气虚排便无力、肛门作坠。四诊合参,当属气阴两虚型便秘,治宜益气滋阴、行气解郁,用增液汤合木香顺气散加减,并配伍柴胡、点地梅疏肝解郁,加用白术、当归、黄芪、生地补气养血,使得津血生化有源,其中生白术可加强通便作用;厚朴行气宽中,消积导滞,枳实消积导滞且破气除痞,现代研究表明,枳实能增加胃肠收缩蠕动的频率。木香、乌药可加强肠道蠕动,改善便秘;加以肉苁蓉可润肠通便,现代研究表明,肉苁蓉中润肠通便的药效物质为总寡糖及去半乳糖醇总寡糖,能大幅减少排便时间,并可有效改善肠肌运动功能。二诊时,患者排便困难较前明显好转,但舌质淡紫,提示气滞血瘀,老师认为久病必瘀,故在原方基础上加桃仁、红花以行气活血化瘀。

郑·师·点·评

老年人机体功能减退,气血生化乏源,血虚津亏,不能濡润大肠,加之年老气虚,大肠传导无力,故见粪便燥结,因而治疗旨在滋阴润肠,行气养血。

案例 10

胡某某,男,47岁。2023年1月12日初诊。

主诉:腹泻间作2年余,加重1周。患者1年余前因工作压力、暴饮暴食后出现大便次数增多,质不成形,便前腹痛,痛则欲便,便后痛减。1周前患者因工作原因多次熬夜，症状较前加重，大便每日3～5次，质不成形，时有水样便，便前腹痛明显，泻后痛减，无里急后重，无肛门坠胀，无夹杂不消化食物，平素饮食无规律，偶有饮酒，夜寐尚可，偶感肢体乏力。舌淡胖边有齿痕，苔白微腻，脉弦。血常规、大便常规及肠镜检查无特殊异常。患者既往有"高血压"病史，现长期口服苯磺酸左旋氨氯地平、琥珀酸美托洛尔降压治疗，自诉血压控制尚可；有"糖尿病"病史，曾服用二甲双胍降糖治疗，现已自行停药。

中医诊断：泄泻（肝郁脾虚证）。西医诊断：腹泻型肠易激综合征。

证机概要：肝郁脾虚，运化失常，湿浊停滞。

治法：和肝醒脾化湿。

方药：和肝醒脾化湿汤加减：醋柴胡10 g，香附10 g，炒白芍10 g，厚朴10 g，炒苍术10 g，茯苓10 g，枳实10 g，合欢皮10 g，远志10 g，青皮8 g，藿香8 g，陈皮8 g，砂仁3 g，沉香3 g，赤石脂10 g，禹余粮10 g，木香10 g，防风6 g。7剂。结合心理疏导，嘱其饮食清淡，避免辛辣刺激、油煎油炸之品。

二诊（2023年1月20日）：患者药后诸症明显好转，大便次数减少，每天约1～2次，大便不成形的情况较前减轻，大便黏滞，无水样便，腹痛症状较前缓解。辨证同前。原方去赤石脂、禹余粮，续用14剂。

三诊（2023年2月4日）：患者每天大便1～2次，大便已基本成形，情绪好转，夜寐尚可，舌淡，苔白，齿痕较前减轻。辨证同前，原方继用14剂，每天1剂，水煎服。

【按语】 脾胃为表里之脏，脾为阴土，喜燥恶湿，主运化水湿，升举清阳；胃为阳土，喜润恶燥，主腐熟水土，通降浊阴。脾胃协调，清气上升，浊阴下降。此升降之功有赖于肝之疏泄。若由于内伤情志、外感六淫、调养不当，或禀赋不足等原因，导致肝气郁滞，疏泄不利，肝气横逆犯脾，肝郁脾虚，脾胃运化无权，升降失调，湿浊阻滞，气迫于肠，肠道气机不畅，传导失司而发病。肝主疏通气机，调畅情志，脾胃气机的升降有赖肝气的疏泄；脾胃气机升降有序，有助于肝气的条达。因此一方面若情志失舒，肝失疏泄，影响脾胃气机的升降，脾胃气滞，则诱发本病或使本病加重；另一方面，土虚可致木郁，所以 IBS 的精神情志症状随消化道症状的出现而出现，并且随着胃肠症状的好转而好转。肝郁是肠易激综合征发作或加重的重要因素，肝脾不调是本病的重要病机。患者因七情不遂导致肝气郁滞，肝气郁滞，横逆犯脾，土壅木郁，运化无力，湿浊内停，加之患者饮食不节，损伤脾胃，故见腹痛、便溏；"脾为孤脏，中央土以灌四旁。"脾气不振，无力运化水谷精微，肢体不荣，则四肢乏力。水湿不运，则可见大便稀溏、舌体胖大、苔白稍腻，边有齿痕。治以和肝醒脾化湿汤，加合欢皮、远志调畅情志，赤石脂、禹余粮涩肠止泻；和肝醒脾化湿汤为逍遥散、平胃散、痛泻要方及《证治准绳》的醒脾散合方加减化载而成，方中醋柴胡、香附、炒白芍为君。柴胡，性轻清，主升散，味微苦，主疏理肝气，《本草纲目》载："柴胡引少阳清气上行。"清气得升，则不生飧泄。药理研究表明，柴胡中含有的柴胡皂苷 A 能通过抑制炎症反应，从而抑制结肠炎的发生。香附疏肝解郁，理气调中。香附提取物可显著提高抑郁小鼠大脑额叶皮质中 5-羟色胺和去甲肾上腺素的含量，发挥抗抑郁作用。白芍味苦、酸，微寒，归肝、脾经。主柔肝收敛，和营通络，能缓肠道挛急以止腹痛，正如李时珍所言："白芍药益脾，能于土中泻木。"白芍中含有的芍药苷和芍药内酯苷具有显著的抗炎、镇痛效果。三药合用，疏肝柔肝并用，遵循叶天士"远刚用柔"之旨，共奏和肝之效。苍术、厚朴行气燥湿，疏通胃肠；藿香、砂仁性味芳香，功擅醒脾化湿，加用沉香增强醒脾之效；枳实消食除痞，破气消积。青皮、陈皮行气化湿健脾，木香行气止痛，防风祛风胜湿止痛，茯苓淡渗利湿，行气利水，使湿邪从小便而行，醒脾健脾兼顾。全方有和肝醒脾、化湿行气之功，使肝气得舒、脾气得畅、湿气得化。二诊时患者虽仍有腹痛、便溏，但症状较前明显减轻，应以调理为主，去赤石脂、禹余粮。三诊时症状逐渐消失，故原方继用，巩固治疗。除上述方药外，郑师还喜用仙茅、鹿角霜这个药对，两味虽无涩肠止泻之效,但可大补命门之火,火旺可生土、火旺可暖土;火旺土强,则能制水而不复妄行,自足以分清浊而去水湿,脾得健运,肠得固涩,则久泻可止。

―――――――――― 郑·师·点·评 ――――――――――

临证之时,用药应灵活化裁。肝郁重者,加重柴胡、香附、白芍的药量比例;情绪焦虑者,加用合欢皮、远志;伴见失眠可加用琥珀粉;若水湿困脾证候尤其明显者,则酌情加大芳香化湿药物用量,以加强醒脾化湿之功。

案例 11

陈某某,男,25 岁。2021 年 12 月 20 日初诊。

主诉:胃胀间作 1 年,加重 1 周。1 年来患者感胃部胀满不适反复发作,时有胃部隐痛,偶有反酸,无明显嗳气,无口干口苦,无恶心反胃,纳食尚可,平素易多思多虑,大便稍干,每日一行,未予以重视,1 周前患者因工作压力大,多食后又感胃部胀满,伴有隐痛,食后反酸明显,无明显嗳气,情绪低落,喜叹息,小便正常,大便不畅,舌质淡红,苔薄稍腻,脉弦紧。当地医院胃镜检查提示:慢性非萎缩性胃炎,碳 14 呼气试验阴性。既往有脂肪肝、肝功能不全病史,曾行保肝降酶治疗,现转氨酶正常。

中医诊断:胃痞病(肝胃不和)。西医诊断:功能性消化不良。

证机概要:肝气郁结,脾胃运化失常。

治法:疏肝理气,行气和胃。

方药:以加味抑肝散为主方进行加减:醋柴胡 10 g,炒白芍 10 g,香附 10 g,钩藤 10 g,炒枳壳 10 g,紫苏梗 10 g,姜厚朴 10 g,麸炒白术 10 g,茯苓 10 g,当归 10 g,川芎 10 g,法半夏 10 g,党参 15 g,陈皮 6 g,海螵蛸 20 g,预知子 10 g,梅花 5 g,炙甘草 5 g。7 剂,每日 1 剂,水煎,分两次服用。

二诊(2021年12月27日)：患者胃胀较前好转，但多食仍胀，反酸减轻，仍见舌苔稍腻。原方加莱菔子10 g，麸炒苍术10 g。7剂，每日1剂，水煎，分两次服用。

三诊(2022年1月5日)：患者胃胀较前缓解，但稍多食则胀满明显，胃部隐痛已除，反酸未作，纳寐可，心情较前舒畅，舌质淡红，苔薄，脉弦。在二诊方基础上去莱菔子、炒白芍、海螵蛸。再服7剂，诸症皆除，未诉不适。

【按语】《血证论》言："木之性主于疏泄，食气入胃，全赖肝木之气以疏泄之，而水谷乃化。"肝主疏泄，调畅情志，性喜条达而恶抑郁；肝疏泄功能正常，则心情舒畅，气血调和。患者平素思虑过多，且近期工作压力增大，肝气郁结，疏泄失常，木郁克土，肝气犯胃，胃失和降，致中焦气机运行不畅，脾胃运化受损，水谷纳化失常，阻于中焦，故见胃部胀满不适、隐痛时作。脾胃被视为"后天之本"，是身体吸收营养、转化为精气的重要器官，在调理脾胃方面，郑师将"运"法作为调理脾胃之首，认为健运脾胃不可用大温大补之厚剂，以防厚腻碍胃，胃气壅滞。钩藤性凉，为君药，善清肝内相火，与诸药合用，共奏疏肝解郁、理气和胃之功。柴胡入肝胆经，使肝气条达。炒白芍、香附疏肝解郁，并调肝胃气机，炒白芍亦能柔肝止痛。炒白芍配柴胡不仅能加强疏肝的作用，且炒白芍酸敛，亦能防柴胡伤肝阴。枳壳、紫苏梗复中焦气机升降，使上下相通。姜厚朴下气除满消胀，辅助通便。麸炒白术、茯苓、党参、陈皮、法半夏、炙甘草补气健脾，燥湿和中。当归、川芎养血活血，柔肝止痛。海螵蛸制酸止痛，与炒白芍相配，加强敛酸止痛的功效。预知子、梅花疏肝开郁，理气和中，畅情志。二诊时患者诸症好转，食多则胀，舌诊仍见苔稍腻，加莱菔子消食除胀助运化，麸炒苍术燥湿健脾化腻苔。三诊时患者胃胀显著减轻，已无反酸及胃部隐痛，故去莱菔子、炒白芍、海螵蛸。

—————————郑·师·点·评—————————

　　精神心理因素对功能性消化不良具有重要影响，调畅情志对该病病情的恢复有重要的作用。临诊时要督促患者养成健康的饮食习惯，清淡饮食，减少生冷、油腻、辛辣刺激等食物的摄入，规律进食，避免过饥过饱，戒烟酒等。

二、慢性萎缩性胃炎医案

案例1

李某某,女,52岁。2016年3月6日初诊。

主诉:胃痛反复30余年,加重2个月。患者于外院多次经胃镜检查诊断为:慢性萎缩性胃炎、十二指肠球炎。刻诊:胃痛隐隐,伴有胃胀,嗳气反酸,时有恶心,神倦纳呆,形瘦骨立,时有低热,间歇性呕吐,面晦少华,唇黯,大便7日未行。舌黯嫩有齿印,舌边有瘀点瘀斑,苔剥近于光苔,舌根部尚有疏落之腐苔,脉弦细尺弱。

中医诊断:胃痛(气阴两亏),瘀阻脉络。西医诊断:慢性萎缩性胃炎,十二指肠球炎。

证机概要:气阴两亏,胃失煦养,久病入络,瘀阻脉络。

治法:益气养阴,健脾和胃,佐以活血通络,兼退虚热。

方药:祛瘀和中汤加减:太子参20 g,云茯苓12 g,淮山药20 g,石斛10 g,麦冬10 g,丹参15 g,炒白术10 g,鳖甲30 g(先煎),百合15 g,生薏苡仁30 g,麦芽15 g,炙甘草5 g。另:西洋参每日5 g,另炖服。7剂,每日1剂,水煎取汁300 mL,饭前或饭后2小时后内服,每日煎服2次。嘱饮食宜淡易消化食物,增加营养,忌食生冷、辛辣、油腻食物,保持精神乐观,保暖、注意锻炼,增强体质。

二诊(2016年3月14日):低热退,精神较好,食量稍增,唯大便尚秘结难排,面色由黄滞转稍有润泽,唇黯,舌嫩色黯,舌中见薄白苔,舌边见瘀斑,脉细弱。原方奏效,治守前法,于前方中加麻仁10 g、决明子15 g。继服7剂。

三诊(2016年3月21日):胃痛已不显,胃胀已减,有饥饿感,大便已能排出但尚硬,唇黯稍淡,舌黯嫩,瘀斑稍减少;苔薄白,尖部少苔;脉细弦弱。守上方继服。并以此方为基础辨证加减治疗,坚持服药三个月余,胃胀胃痛皆除,纳食量增,面色转好,面部较前饱满。体重增加了 5 千克多,舌略暗,苔薄白,舌边瘀斑消失,脉细弦,并能参加一般劳动。

【按语】 此案诊为萎缩性胃炎,实为本虚标实的虚损病。本病之实,多为病久继发虚损,脾气亏虚,久病入络,血滞成瘀阻络;并见脾失健运,湿浊不化,痰湿停聚;瘀阻湿郁加之阴液亏损,则易引致虚火妄动。故治法应,补益脾气,滋养胃阴,是治疗其本。但须兼顾治标,佐以活络祛瘀、除湿化痰、清退虚热等。此案脾胃虚损有两个方面:纳呆、消瘦、体重下降、面色黄滞、唇黯、舌淡嫩、齿印、脉虚弱,是脾之阳气亏虚的证候;舌苔光剥、呕吐、脉细,是胃之阴津亏损的外候;胃脘疼痛,舌边见瘀斑,是脉络瘀阻的见证;低热、大便秘结、脉弦,乃阴虚夹有虚热之故。本证以虚损为本,瘀热为标,故遣方用药以培元气救阴津为主,祛瘀清热为辅,方与证合,故能建功。在治疗本病时,培元宜用太子参、淮山药、云茯苓、炙甘草等,虽补力不及党参、黄芪,但不会滞气助火,再反佐以麦芽使之易于受纳,对于消化吸收功能甚差、胃阴已伤的本病患者最为合适。活络通瘀,清降虚热,丹参配鳖甲较为妥帖;至于化湿浊,宜选用药性较平和之扁豆、云苓、生薏苡仁、麦芽等,切忌用温燥之品,因为易伤元气与胃阴,胃阴不复,病机不转,则犯虚之弊;生薏苡仁其苡米脂有很好的养胃护膜的功效。患病日久,"穷必及肾",损及他脏,脾胃属土,肝属木,脾虚往往肝气乘之,故治疗时不能忽视与肝脾肾及肺的关系,于适当之时加调养肝肺肾之品,用龟板、百合等品补益肺益,是虚病劳损、须兼顾多脏之意。

----------郑·师·点·评----------

伤于后天之病,消化吸收之功能甚差,故培补不能急于求成,以防滞其胃气,灼其胃阴;救护胃阴亦不能过于滋腻,以免壅阻脾脏阳气的恢复;活络祛瘀要防破血太过,清退虚热要防伤阳。

案例 2

胡某,女,63 岁。2016 年 9 月 26 日初诊。

主诉:胃脘胀满 1 年余。患者于外院查胃镜提示:慢性萎缩性胃炎;病理报告提示:低级别上皮内瘤样变、轻度异型增生。近 1 年来患者时有胃脘胀满,进食后加重,偶有嗳气,无明显反酸及恶心,形体消瘦,常觉口渴,纳呆,寐差,大便秘结,脉细弦,舌苔薄腻,舌质偏红。

中医诊断:胃痞(气阴两虚证)。西医诊断:慢性萎缩性胃炎。

证机概要:脾胃虚弱、气阴两虚、胃气失和。

治法:养阴益胃,调中消痞。

方药:参夏调中汤加减:太子参 20 g,炒白术 15 g,茯苓 15 g,法半夏 10 g,陈皮 8 g,厚朴 10 g,黄芩 6 g,仙鹤草 15 g,炒薏苡仁 20 g,山药 20 g,白花蛇舌草 20 g,半枝莲 15 g。14 剂。嘱其饮食清淡,避免辛辣刺激、油煎油炸之品。

二诊(2016 年 10 月 10 日):药后尚合,大便已不干,口干较前减轻,胃脘仍时有隐痛,苔腻渐化,脉细。加百合 10 g、麦冬 15 g、浙贝母 10 g,继服 1 月余。

三诊(2016 年 11 月 23 日):诸症消失。复查电子胃镜,病理报告示:胃窦:轻度慢性浅表性炎;胃角:中度慢性浅表性炎。

【按语】《素问·阴阳应象大论》云:"年四十,而阴气自半也,起居衰矣;年五十,体重,耳目不聪明矣;年六十,阴痿,气大衰,九窍不利,下虚上实,涕泣俱出矣。"患者年过六旬,阴虚之体。胃为阳土,喜润恶燥,以降为顺。胃阴不足,失于濡润,通降失职,胃气郁滞,故致胃脘痞胀。本例根据患者的临床证候,结合胃镜检查结果,辨证属脾胃虚弱、气阴两虚、胃气失和,遂以养阴益胃,调中消痞为法。脾胃之病久则气虚及阴,脾阴、胃阴俱不足,在治疗上有其特点,当以养脾胃之阴与健脾胃之气为主。选药以甘凉、甘平为主。方中太子参甘平微凉,益胃养阴而健脾,属清养之品,重用为君;麦冬、浙贝母等甘寒之品颐养胃阴;黄芩、白花蛇舌草等清化郁热;仙鹤草清热养胃,制酸而保护胃黏膜。现代药理研究示:黄芩和仙鹤草具有抗炎、杀菌作用,对于慢性萎缩性胃炎伴幽门螺杆菌者尤宜。百合甘、寒,归心、肺经,具有养阴润肺、宁心安神功效。据现代药理表明,百合具有升高白细胞的作用,因此对多种癌症及癌前病变都有较好疗效。此案中方药并不复杂,亦较平淡,药后得效,说明辨证选方构思务细,巧为配伍。临证中对于胃阴不足之证,郑亮教授常选用葳蕤、百合、麦冬之品,或取炒白芍、乌梅、甘草等酸甘化阴药时,常配伍法半夏、陈皮、鸡内金、焦山楂等和胃导滞之品,避免过于滋腻碍胃。如有大便秘结,则选用决明子、莱菔子等消导通腑而不伤阳之品,亦可通过使用炮制药物来减少阴伤,如醋春柴胡。

——— 郑·师·点·评 ———

"胃体阳而用阴",切不可一味滋阴,要懂得"阳生阴长"的道理,正所谓"善补阴者,当以阳中求阴"。

案例 3

赵某,女,33 岁,职员。2019 年 9 月 10 日初诊。

主诉:胃脘隐痛间作 1 年余。患者近 1 年来胃脘隐痛间作,伴有胃胀,胃脘部有灼热感,嗳气反酸,大便先干后稀,晨起恶心欲吐,纳欠佳,夜寐可,小便正常。形体消瘦,体质量指数 16.4 kg/m²。既往有慢性咽炎、高催乳素血症病史。舌淡边有齿痕,苔黄稍腻,脉缓。2019 年 8 月外院胃镜检查示:浅表性胃炎 Hp(一);病理:(窦小)轻度慢性萎缩性胃炎伴肠化。

中医诊断:胃痛(脾虚湿热证)。西医诊断:慢性萎缩性胃炎。

证机概要:脾胃虚弱、湿热内蕴证。

治法:益气健脾和胃、清化湿热。

方药:参夏调中汤加减:太子参 10 g,麸炒白术 10 g,法半夏 6 g,陈皮 5 g,黄芩片 10 g,仙鹤草 15 g,麸炒薏苡仁 15 g,白花蛇舌草 15 g,

肉苁蓉片 10 g,炒莱菔子 15 g。14 剂,每日 1 剂,水煎,分 2 次口服。

　　二诊(2019 年 10 月 15 日):患者仍诉胃脘隐痛、左上腹隐痛,守前方去陈皮,加海螵蛸 15 g。继服 14 剂。

　　三诊(2019 年 11 月 12 日):患者诉胃已不痛,胃胀、反酸明显好转,矢气多,睡眠欠佳,舌淡,苔薄黄,脉缓,前方去黄芩,加百合 15 g。14 剂,继服。

　　3 个月后电话随访,患者诉服药 14 剂后临床症状缓解,因路途遥远故未再复诊,在当地守方调养。

　　【按语】　患者以胃脘隐痛为主要症状,结合胃镜及病理检查,中医诊断为胃痛。患者素体脾胃虚弱,故见大便先干后稀,形体消瘦;脾虚生湿,内湿停滞,湿邪久郁化热,故见胃脘隐痛,胃胀,晨起恶心欲吐,纳差;脾虚肝气乘脾犯胃,故见反酸,胃灼热,嗳气;舌淡、边有齿痕、苔黄稍腻、脉缓为脾胃虚弱、湿热内蕴证的典型舌脉。治则为益气健脾和胃、清化湿热。方拟参夏调中汤加味,方中太子参、麸炒白术益气健脾以治其本,法半夏、陈皮理气化湿和胃,黄芩、仙鹤草、薏苡仁清化湿热,白花蛇舌草解毒消癥,且对逆转肠化效果较好,肉苁蓉、莱菔子温阳通便。二诊时患者仍诉胃脘、左上腹隐痛,故守初诊方去陈皮,加海螵蛸加强制酸和胃止痛之功。三诊时患者胃痛缓解,胃胀、反酸明显好转,睡眠欠佳,黄腻苔渐退,药已对证,故守前方去黄芩,加百合养心安神。

郑·师·点·评

　　胃镜检查可看作是中医望诊的延伸,慢性萎缩性胃炎在胃镜下可见黏膜红白相间,以白相为主,黏膜变薄,网状血管透见,集合小静脉消失等,此乃脾胃虚弱、正气虚馁的内镜下表现。

案例 4

陈某某,女,47 岁。2022 年 11 月 21 日初诊。

主诉:胃痛间作 1 月余。患者 1 月来胃痛间作,空腹时加重,甚则牵及背部,时有胀满,偶有反胃,无嗳气反酸,失眠难寐,大便有时溏薄,日行 1～2 次,舌质淡,苔白,脉弦缓。2022 年 11 月 7 日本院胃镜检查示:慢性胃炎伴糜烂。常规病理:"胃窦":轻度慢性浅表—萎缩性胃炎,伴小区肠上皮化生(1＋)。

中医诊断:胃痛(脾虚气滞证)。西医诊断:慢性萎缩性胃炎。

证机概要:脾虚失运,胃气郁滞。

治法:健脾和胃,理气止痛。

方药:温中和胃汤加减:太子参 10 g,炒白术 10 g,茯苓 10 g,黄芩 10 g,仙鹤草 15 g,法半夏 10 g,陈皮 8 g,醋香附 10 g,麸炒枳壳 10 g,紫苏梗 10 g,白花蛇舌草 20 g,肿节风 15 g,石见穿 15 g,干姜 5 g,夏枯草 10 g,合欢皮 10 g,炒酸枣仁 10 g。7 剂,嘱其饮食清淡,注意保暖。

二诊(2022 年 11 月 30 日):患者药后胃痛较前明显好转,仍有反胃,进食后明显,失眠难寐,夜间时有背痛,大便基本成形,舌质淡,苔白,脉弦缓。治疗仍以温中和胃、行气止痛为主。原方去干姜、石见穿,加姜厚朴 10 g、麸炒薏苡仁 20 g、麸炒白芍 10 g、海螵蛸 10 g。7 剂。

三诊(2023 年 2 月 13 日):患者服药后胃痛、反胃症状基本缓解,夜间背痛减轻,消谷善饥,夜寐多梦,二便基本正常,舌暗,舌下脉络瘀紫,苔白,脉细涩。加强健脾,同时加益气活血化瘀之品,加蜜炙黄芪 15 g、丹参 20 g、炒山桃仁 10 g、红花 6 g、当归 10 g、川芎 10 g。7 剂。

四诊(2023 年 2 月 27 日):患者服药后诸证消除,夜寐转佳。舌质淡,苔薄白,脉细。继用上方随证微调出入予服。

【按语】 本病病位在脾、胃,病机为脾虚失运,胃气郁滞,胃失和降,不通则痛,治以健脾和胃,理气止痛。方选温中和胃汤加减。温中和胃汤是郑亮教授在多年临床看诊中总结的验方,方中太子参、白术、茯苓健脾益气,同时补气以生血,使气血有生化之源,气血旺盛,增强抵御外邪的能力;陈皮、半夏相辅相成,燥湿化痰理气;香附、枳壳、紫苏梗理气宽中疏肝;干姜温中散寒,健运脾阳;黄芩清热燥湿,泻火解毒,可去胃热,治疗肠胃不利;仙鹤草健中补虚,消满除积,二药相伍,清解胃热之力增,且不似黄连苦寒之甚,并寓固本补虚之意。同时应用清热解毒散结类如白花蛇舌草、夏枯草、肿节风等药物预防癌前病变,防止疾病进一步发展。在治疗慢性萎缩性胃炎时,郑教授善用一些活血化瘀的药物,如石见穿、丹参、炒山桃仁、红花等,能够改善病变黏膜血液循环,阻断导致各种瘀血病变的病理环节,从而改善病变局部的缺血、缺氧和代谢障碍,使病变组织的神体液调节、胃肠激素分泌、免疫功能和新陈代谢恢复正常,促进炎症吸收、溃疡愈合、萎缩及增生等病变恢复正常。但活血药不可长期使用,中病即止,以防伤及正气。诸药合用共起健脾和胃、益气止痛之效。

----------郑·师·点·评----------

对于慢性萎缩性胃炎,可从久病入络的辨证入手,有针对性地选用活血化瘀的药物,便能促使气旺血行。瘀去气血流畅,既利于气生,又能防瘀于未然。

案例5

雍某某,男,56岁。2022年6月8日初诊。

主诉:胃部胀满不适间作2月余。患者2个月前受凉后出现胃部胀满不适,无明显胃痛,嗳气,无恶心呕吐,身重困倦,食欲欠佳,大便时不成形,夜寐一般,舌质淡,苔白腻,脉弦滑。自行服用摩罗丹后不适。2022年6月8日在本院做甲状腺彩超,未见明显异常。胃镜检查显示:胃多发息肉、十二指肠球部息肉(钳除)、慢性胃炎伴糜烂。

中医诊断:胃痞(痰湿中阻)。西医诊断:慢性胃炎。

证机概要:痰湿阻滞,脾失健运,气机不和。

治法:燥湿健脾,行气消痞。

方药:平胃散加减:苍术10 g,姜厚朴10 g,法半夏10 g,陈皮8 g,炒白术10 g,茯苓10 g,麸炒薏苡仁20 g,山药15 g,党参15 g,蜜炙黄芪15 g,枳壳10 g,香附10 g,紫苏梗10 g,炒鸡内金10 g,焦山楂10 g,炒麦芽10 g,海螵蛸20 g。7剂。

二诊(2022年6月15日):患者近日感胃部不适有所缓解,嗳气已除,纳食尚可,大便时不成形,舌质淡,苔黄稍腻,脉弦滑。电子胃镜病理报告显示:慢性萎缩性胃炎伴轻度不典型增生。治疗仍以化湿和胃、理气健脾为主,加以扶正防癌。原方去鸡内金、焦山楂、炒麦芽,加黄芩10 g、仙鹤草15 g、四叶参10 g、猫人参10 g、丹参20 g、醋莪术10 g、赤芍10 g。7剂。

三诊(2022年6月29日):患者服药后胃部胀满症状基本缓解,大便质软,基本成形,舌暗红,苔黄薄腻、脉弦。治清热利湿,理气和胃。改用生薏苡仁20 g,加威灵仙10 g、沉香曲3 g。继进7剂。

四诊(2022年7月13日):患者服药后诸证消除,进食油腻后大便不成形,胃纳可。舌质淡红,苔薄黄,脉弦。继用上方随证微调出入予服。

【按语】 本例患者,脾阳不足,运化失司,聚湿成痰,湿邪阻滞中焦,遇寒则盛,脾气不升,胃气不降,故发为痞满,亦见嗳气、便溏等症状,治以燥湿健脾、益气升阳为主,方选二陈平胃散加减。二陈平胃散出自明·秦景明所著之《症因脉治》,乃名方二陈汤与平胃散的合方。本方中陈皮理气,半夏燥湿,两药同用,则能行气开结祛痰;茯苓、薏苡仁甘淡祛湿,既能于气中消水,水中化气,又能入脾补胃,湿邪去,脾胃安,中焦乃治;苍术运脾祛湿,又能补气;厚朴除湿而能散气之郁滞,亦能宽中消胀,下气益气;党参、黄芪、白术、山药等甘平微温之品以健运脾胃,补益中气;香附、枳壳行气宽中,使补而不滞;麦芽、炒鸡内金、焦山楂以消食健脾;海螵蛸制酸和胃。全方共奏运脾化湿和胃、行气消癌之功。二诊时依据病理提示慢性萎缩性胃炎伴轻度不典型增生，加四叶参、猫人参清热解毒消肿、扶正防癌；丹参、醋莪术、赤芍活血化瘀；黄芩清热燥湿，仙鹤草解毒抗炎。三诊和四诊时患者诸症基本痊愈，调方后继服，以巩固其疗效。

--------郑·师·点·评--------

在临床治疗慢性萎缩性胃炎伴有癌前病变时，可用二草二参，即猫爪草、猫人参、四叶参，在辨证论治的基础上根据寒热虚实选用三药可起到扶正化瘀解毒、防癌抗瘤的作用。

案例 6

钱某某，女，59 岁。2022 年 9 月 1 日初诊。

主诉：胃脘部嘈杂 1 月余。1 个月来，患者感胃脘部嘈杂，饥不欲食，伴有"烧心"感，恶心嗳气，疼痛不著，时有腹胀，进食稀饭易反酸，咽干，纳食尚可，失眠难寐，大便偏干，日行 1 次，舌质偏红，苔少，脉细数。2019 年 4 月 2 日本院胃镜病理显示：中度慢性萎缩性胃炎伴部分腺体轻度不典型增生。2019 年 7 月 8 日本院胃镜检查示：慢性胃炎伴糜烂。2021 年 10 月 14 日芜湖市中医院胃镜检查示：慢性萎缩性胃炎，轻度肠化，部分腺体不典型增生。

中医诊断：嘈杂（胃阴亏虚）。西医诊断：慢性萎缩性胃炎。

证机概要：胃阴亏虚，胃失濡养，气机不畅。

治法：养阴益胃，调中行气消痞。

方药：调中益胃汤加减：生地黄 15 g，麦冬 10 g，玉竹 10 g，北沙参 10 g，太子参 10 g，炒白术 10 g，茯苓 10 g，麸炒白芍 10 g，陈皮 8 g，醋香附 10 g，麸炒枳壳 10 g，紫苏梗 10 g，仙鹤草 15 g，海螵蛸 20 g，蜜炙甘草 5 g。14 剂，每日 1 剂，水煎取汁 300 mL，饭前或饭后 2 小时后内服，每日服 2 次。

二诊（2022 年 10 月 19 日）：药后嘈杂感发作明显减少，两侧胁肋旁胀满，偶有"烧心"，嗳气，仍失眠难寐，纳食可，二便调，口微干，舌质偏红，苔薄，脉细弦。情绪不佳。患者胃阴虚症状基本消失，肝郁气滞明显，情绪不佳，上方去太子参改用党参，去生地、玉竹、北沙参，加醋柴胡 10 g，佛手 8 g，香橼 10 g，以疏肝理气。

三诊（2022 年 11 月 7 日）：近 1 周无嘈杂感，有时泛酸，睡眠有所改善，舌暗，舌下络脉瘀紫，苔薄，脉细弦。原法奏效，守方出入，继以健脾理气和胃，因患者慢性萎缩性胃炎伴有肠上皮化生，部分腺体不典型增生，且病程较久，久病入络，故加之活血化瘀，同时解毒散结、扶正防癌。药用：醋柴胡 6 g，炒白术 10 g，茯苓 10 g，党参 15 g，当归 10 g，川芎 8 g，钩藤 10 g，醋香附 10 g，麸炒枳壳 10 g，醋莪术 8 g，陈皮 6 g，法半夏 8 g，丹参 20 g，仙鹤草 20 g，白花蛇舌草 15 g，四叶参 10 g，猫人参 10 g，猫爪草 10 g。14 剂。

四诊（2022 年 12 月 15 日）：胃部嘈杂感完全消失，偶有餐后胃脘部胀满，嗳气，纳可，眠安，二便调，舌淡红，苔薄，脉弦。继用上方随证微调出入予服。14 剂。

【按语】　本病病位在肝、脾、胃，病机为胃阴亏虚，胃失濡养，气机不畅，治疗当养阴益胃、调中行气消痞为大法。患者久病不愈，脾胃虚弱，水谷精微失于输布，痰湿浊邪郁结，化热伤阴，胃失濡养，和降失司。调中益胃汤是郑亮教授在多年临床看诊中总结的验方，组方是在益胃汤基础上加上四君子汤，在养阴益胃的同时，调中行气消痞。方中麦冬具有益胃生津、清肺润燥、润肠通便、清心除烦的功效；生地黄凉血清热，养肝肾之阴，两者为甘凉益胃之品；玉竹入胃经，具有止渴、生津、润燥、养阴的功效，沙参具有益胃、生津、养阴的功效；太子参可益脾养胃、补气清胃；白术健脾利湿、补而不滞；茯苓健脾利水渗湿；白芍养血敛阴止痛；陈皮燥湿化痰理气；枳壳理气宽中疏肝；紫苏梗走气分而散滞，宣通郁滞，行气宽中，香附入血分而散瘀，行血中之气，理气活血，如此一血一气，气血双调，事半功倍；海螵蛸抑酸止痛；仙鹤草健脾益气、收敛止血，其有效成分可通过抑制肿瘤细胞生长、诱导肿瘤细胞凋亡、抗氧化及调节自身的免疫功能等从而达到抗肿瘤目的；甘草则可调和诸药，其作用于消化道后，可抑制黏膜损伤，改善局部循环与代谢、免疫功能，抑制炎症因子表达，促进消化道菌群恢复，继而增加胃泌素水平，提升肠道功能。诸药合用，共达健运脾胃、益津养阴、调达气机之功效。

—————— 郑·师·点·评 ——————

调理升降是治疗脾胃病的基本原则，升降不及当补益，对胃阴不足，失于润降之症，宜滋阴润燥，同时健脾益胃，复其顺降之性。

案例7

居某某，男，50 岁。2022 年 7 月 21 日初诊。

主诉：胃痛、反酸反复 4 个月。患者 4 个月来感胃脘部灼痛，牵及胁肋，胸闷胀不舒，反酸时作，口苦，恶心，无嗳气，头昏胀痛，身倦无力，纳食一般，失眠，惊悸多梦，大便溏薄，每日 2～3 次，小便色黄。舌淡红，苔黄黏厚，脉沉弦滑。2022 年 7 月 21 日本院 B 超检查示：胆壁毛糙，胆囊息肉样病变；胃镜：慢性胃炎伴胆汁反流。既往有慢性胆囊炎、高血压病史。

中医诊断：胃脘痛（胆热犯胃证）。西医诊断：慢性胃炎伴胆汁反流、胆囊息肉。

证机概要：胆胃失调，气机郁滞，湿热蕴结。

治法：调和胆胃，行气化湿，清热降浊。

方药：大柴胡汤合温胆汤加减：醋北柴胡 8 g，黄芩 10 g，生大黄 3 g，法半夏 10 g，紫苏梗 10 g，姜厚朴 10 g，麸炒白芍 10 g，麸炒枳壳 10 g，醋香附 10 g，党参 15 g，炒白术 10 g，茯苓 10 g，旋覆花 10 g，海螵蛸 20 g，浙贝母 10 g。共 14 剂，浓煎剂，每日一剂，早晚温服。

二诊（2022 年 8 月 10 日）：患者服药后胃脘及胁肋痛明显减轻，恶心已减，偶有反酸，仍有口苦，胸闷未除，夜寐改善，纳食转佳，大便基本成形,小便正常,舌苔黄腻,脉同前。病理示轻度慢性萎缩性胃炎伴肠上皮化生(1+)"。患者症状明显好转,继续疏肝泻热、利胆和胃降逆。原方去旋覆花、紫苏梗,加金钱草15 g、郁金10 g。考虑到患者慢性萎缩性胃炎,加仙鹤草10 g抗炎预防癌前病变。

三诊(2022年9月29日):患者服药后诸证消除,偶有轻微腹胀,胃纳转佳,夜寐尚可,二便正常。舌质淡红,苔薄腻,脉弦。嘱清淡饮食,注意休息,忌浓茶、咖啡及其他刺激性食物,保持心情舒畅。继用上方随证微调出入予服。14剂。

【按语】 本病病位在胆、胃,病机为胆胃失调,气机郁滞,湿热蕴结。患者既往慢性胆囊炎病史,平素过食肥甘厚腻,湿浊内生,郁热化热,困遏中焦,发为此病。气机郁滞证,不通则胁脘胀痛;胃失和降,则恶心干呕;胆火上炎则口苦;痰热内阻则脘腹胀满,厌食油腻,食纳一般;痰热内扰,心胆不宁,则心烦易怒,寐少梦多;舌淡红,苔黄黏厚,脉沉弦滑皆为胆热犯胃之象。治疗当以调和胆胃、行气化湿、清热降浊为大法。大柴胡汤由柴胡、黄芩、大黄、枳实、半夏、白芍、大枣、生姜等组成。温胆汤为古今中医常用代表方剂之一,出自南北朝时期的《集验方》,后转载于唐代孙思邈的《备急千金要方》,由半夏、竹茹、枳实、橘皮、甘草、生姜组成。两方加减合用,升降疏泄同用、清热和解共举。方中柴胡入肝胆经,善调畅气机,可疏泄气机之郁滞;黄芩苦寒,能清肝胆湿热,泻火解毒,柴胡、黄芩配伍,可以清泻火热之气,疏理调畅气机;大黄清泻内热;白芍柔肝缓急止痛,枳壳、香附行气止痛消痞,二者相伍,可以理气活血;半夏、厚朴加强中焦气机运转,增强健脾化痰之功;旋覆花降气消痰;患者体型偏胖,纳差,脾胃运化功能较差,痰浊湿热内蕴,故加茯苓、白术、党参以健脾和胃清热化痰;海螵蛸、浙贝母消痰制酸止呕。以上药物联合使用能够保护胃黏膜,具有镇痛、抗炎抑制炎症渗出等功效,同时可以抑制胃酸,进一步缓解疼痛感。

—————— 郑·师·点·评 ——————

　　胃肠以通降为顺,治以泻下通腑,不仅使胃气下行,也使胆胃之热有宣泄之路。

案例 8

　　倪某某,男,67 岁。2023 年 2 月 8 日初诊。

　　主诉:胃部隐痛间作 1 周余。患者 1 周来胃部隐痛间作,绵绵不休,受凉或进食生冷后加重,嗳气,无反酸,胃部怕冷,得热稍缓解,无胃部胀满不适,无口干口苦,食欲欠佳,大便偏干,夜寐尚可,自诉常感胸闷憋气。舌质淡,苔薄白,脉细弦。否认高血压、糖尿病、冠心病等慢性病,否认药物、食物及其他过敏史。

　　中医诊断:胃痞(脾胃虚寒证)。西医诊断:慢性萎缩性胃炎。

　　证机概要:中阳不足,脾胃虚寒,失于温养。

　　治法:温胃健脾,和胃止痛。

　　方药:温中和胃汤加减:醋香附 10 g,麸炒枳壳 10 g,紫苏梗 10 g,陈皮 8 g,太子参 10 g,炒白术 10 g,茯苓 10 g,黄芩 10 g,仙鹤草 15 g,法半夏 10 g,麦冬 10 g,北沙参 10 g,玉竹 10 g,桂枝 6 g,干姜 3 g,姜厚朴 15 g,沉香曲 3 g,瓜蒌仁 10 g,火麻仁 10 g,14 剂,嘱其饮食清淡,避免生冷、辛辣刺激之品。

　　二诊(2023 年 2 月 22 日):患者药后胃部不适好转,疼痛明显减轻,胃部仍怕冷,嗳气次数减少,无反酸,无胃部胀满不适,无口干口苦,食欲欠佳,未见改善,大便正常,夜寐尚可,胸闷憋气稍有缓解。舌质淡红,苔中根白腻,脉弦。现患者症状改善,胃部怕冷仍重,故去太子参、黄芩、仙鹤草、麦冬、北沙参、玉竹、瓜蒌仁、火麻仁,加党参 15 g、炮姜 5 g、蜜炙黄芪 15 g、当归 10 g、川芎 10 g、炒鸡内金 10 g、焦山楂 10 g、炒麦芽 10 g、麸炒苍术 10 g、砂仁 3 g(1 包)。21 剂。嘱其饮食清淡,避免生冷、辛辣刺激之品。

三诊(2023 年 3 月 15 日)：患者胃部不适、疼痛均已愈，偶有嗳气，胃部怕冷稍有好转，纳食尚可但易饱，多食则胀，大便正常，舌质淡红，苔薄白，脉弦。原方去麸炒苍术，加丹参 20 g 通经活络，桂枝 8 g 平冲降逆。继续服用 14 剂，巩固治疗，嘱其清淡饮食。

【按语】 本病病位在肝、脾、胃，病机为中阳不足，脾胃虚寒，失于温养，治疗当温胃健脾，和胃止痛。初诊时患者胃部不适伴疼痛较为明显，表明患者阳虚湿阻气滞，运化失司，故选用温中和胃方温胃健脾止痛，此方是郑亮教授多年临床经验方，是在香砂六君子汤基础上加香附、枳壳、沉香曲行气导滞，患者大便偏干，故加用瓜蒌仁、火麻仁润肠通便，患者常感胸闷憋气，故加上北沙参、玉竹滋阴润肺；二诊时患者诸症状皆有缓解，而胃中怕冷未见好转，因而去除部分润肺、润肠通便药物，在此基础上再加炮姜、黄芪、当归、砂仁、川芎温中健脾、补气补血，食欲也无明显改善，故而加上炒鸡内金、焦山楂、炒麦芽健胃消食。三诊时患者病情皆得到控制，只有少许消化不良，因此改用丹参、桂枝平冲降逆、温通经脉，继续巩固病情，使其不再轻易复发。

—————————— 郑·师·点·评 ——————————

患者症状颇多时，需抓住主症，缓解病人主诉后，再继续考虑其他次要症状，同时要灵活变通方药。

案例 9

何某某，女，49 岁。2022 年 11 月 3 日初诊。

主诉：胃部胀满伴反酸间作半年。半年来患者反复胃部胀满不适、反酸"烧心"，胸骨后有烧灼感，偶有嗳气，体倦乏力，纳食尚可，大便偏稀，平素情绪急躁，已停经一年，舌质红，苔薄白，脉细弦。2022 年 8 月 4 日胃镜检查示：慢性萎缩性胃炎(重度)。血压 154/98 mmHg。未曾服用药物治疗。否认药物、食物及其他过敏史。

中医诊断:胃痞(肝郁脾虚)。西医诊断:慢性萎缩性胃炎。

证机概要:肝气郁结,横逆犯胃,土壅木郁,胃失和降。

治法:疏肝解郁,健脾理气和胃。

方药:行气益胃汤加减:醋香附 10 g,麸炒枳壳 10 g,紫苏梗 10 g,党参 10 g,炒白术 10 g,茯苓 10 g,黄芩 10 g,仙鹤草 15 g,麦冬 10 g,白花蛇舌草 15 g,四叶参 10 g,猫人参 10 g,醋莪术 10 g,丹参 20 g,蜜炙黄芪 15 g,猫爪草 10 g,沉香曲 3 g,炒鸡内金 8 g,焦山楂 10 g,醋青皮 8 g。21 剂。嘱其保持心情愉悦,嘱其饮食清淡,避免生冷、辛辣刺激之品。

二诊(2022 年 12 月 5 日):患者药后胃部胀满不适、反酸好转,胸骨后烧灼感明显缓解,嗳气减轻,咽如物堵,时有咽痒咽痛,干咳阵阵,偶有肠鸣音,大便尚调,纳食尚可,舌质干红,苔薄白,脉细弦。治疗仍以疏肝解郁、健脾理气和胃为主,兼以滋阴润肺。原方去党参、麦冬、焦山楂、醋青皮,加太子参 15 g、麸炒薏苡仁 20 g、山药 15 g、钩藤 10 g。21 剂。另开金银花 3 g、胖大海 3 g、青果 3 g、薄荷 2 g、麦冬 5 g、射干 2 g 泡茶饮。

三诊(2023 年 1 月 4 日):患者药后反酸、胸骨后烧灼感症状基本缓解,尚有嗳气,胃脘仍时有胀满不适,咽部仍有物堵感,舌质红,苔薄,脉弦。治疗仍理气和胃,原方加威灵仙 10 g 助通经络。21 剂。

四诊(2023 年 1 月 30 日):患者药后反酸嗳气、胸骨后烧灼感、肠鸣音均已除,仍偶有咽痒咽痛,多食则胃胀。舌质淡红,苔薄白,脉弦。原方改麸炒薏苡仁 20 g 为粉葛根 15 g 生津利咽。14 剂。

五诊(2023 年 2 月 16 日):患者服药后诸证已除,偶有咽痒咽痛,舌质淡红,苔薄白,脉弦。原方加麦冬 10 g 养阴润肺,继续巩固 1 个月。嘱其保持情绪舒畅,清淡饮食。

【按语】 本病病位在肝、脾、胃,病机为肝气郁结,横逆犯胃,土壅木郁,胃失和降,治疗当疏肝解郁,健脾理气和胃。明代龚廷贤《寿世保元·吞酸》曰:"夫酸者肝木之味也,由火盛制金,不能平木,则肝木自甚,故为酸也",也表明反酸与肝有关。方选行气益胃汤加减,同时注重愉悦心情、饮食清淡,配合治疗效果显著。此方是郑亮教授多年的临床经验方,是在枳实消痞丸基础上加黄芩、仙鹤草,有清热化湿的功效,此患者病理检查为重度慢性萎缩性胃炎,故加用白花蛇舌草、四叶参、猫人参、猫爪草活血软坚散结;同时选用丹参、醋莪术阻止胃黏膜病变继续发展;患者嗳气、肠鸣明显,加入醋香附、麸炒枳壳、紫苏梗、沉香曲行气导滞,再加炒鸡内金、焦山楂以助消化,最后用少许补气之品蜜炙黄芪,由此效果显著,患者病情明显好转。

郑·师·点·评

慢性萎缩性胃炎有癌变可能,故选用二参、二草防癌变,即猫人参、四叶参、猫爪草、白花蛇舌草。

案例 10

王某,男,54 岁,职员。2022 年 10 月 5 日初诊。

主诉:食后胃胀 6 年。患者 6 年来食后胃胀反复发作,拒按,咽喉、胸骨后有作堵感,胃部时有疼痛,恶心呕吐,呕吐物为不消化食物,吐后痛减,嗳气反酸,不思饮食,矢气偏多,大便不爽,得矢气及便后稍舒。舌质淡,苔白厚腻,脉弦滑。2021 年 7 月 8 日芜湖市一院查胃镜病理:慢性活动性萎缩性胃炎伴重度肠化,Hp(+);2022 年 1 月 10 日芜湖市一院查胃镜病理:慢性活动性萎缩性胃炎伴中度肠化,胃多发性息肉,碳 13 呼气试验(-),本次为第 16 次用药。2022 年 7 月 4 日本院胃镜检查示:慢性萎缩性胃炎、食管增生物;病理报告示:慢性萎缩性胃炎,肠化生中度(2+)。否认高血压、糖尿病、冠心病等慢性病史;否认药物、食物过敏史。

中医诊断:胃痞(饮食伤胃证)。西医诊断:慢性萎缩性胃炎。

证机概要:食积胃脘,胃气阻滞,脾胃失和,纳运失司。

治法:消食导滞,和胃止痛。

方药:保和丸合温中和胃汤加减:焦六神曲 10 g,焦山楂 10 g,炒莱菔子 10 g,茯苓 10 g,陈皮 8 g,法半夏 10 g,党参 15 g,炒白术 10 g,白花蛇舌草 20 g,四叶参 15 g,猫爪草 15 g,醋莪术 10 g,蜜炙黄芪 15 g,姜厚朴 10 g,生薏苡仁 20 g,石见穿 15 g。14 剂。嘱其饮食清淡,避免生冷、刺激之品,避风寒。

　　二诊(2022 年 10 月 19 日):患者药后胃胀好转,咽喉、胸骨后作堵感减轻,疼痛不减,恶心呕吐次数减少,嗳气时作,反酸缓解,纳食一般,矢气仍偏多,大便黏滞。舌质淡,苔白稍腻,脉弦滑。现患者症状改善,仍有胀气、作堵感,嗳气、反酸,胃部仍有疼痛,故在原方基础上加醋香附 10 g、炒枳实 10 g、紫苏梗 10 g。香附理气宽中止痛,枳实止痛散痞,紫苏梗行气和胃。14 剂。嘱其饮食清淡,避免生冷、刺激之品,避风寒。

　　三诊(2022 年 11 月 3 日):患者药后食后胃胀基本已止,咽喉、胸骨后作堵感已除,胃部偶有隐痛,反酸已除,有时嗳气,纳食欠香,近期大便正常,舌质淡,苔白稍腻,脉弦。原方去石见穿,加沉香曲。继续服用 14 剂,巩固治疗,嘱其清淡饮食。

　　【按语】　本病病位在胃,与肝、脾关系密切,病机为食积胃脘,胃气阻滞,脾胃失和,纳运失司,治疗当以消食导滞,和胃止痛。患者饮食不当,食积胃脘,胃气阻滞,故胃部胀满不适,疼痛拒按;纳运失司,积而化腐则嗳气反酸,甚至恶心呕吐,呕吐物为不消化食物;脾胃失和,运化失常,故不思饮食,大便不爽,矢气偏多,故选用保和丸合温中和胃汤加减。保和丸消食、导滞、和胃,用于食积停滞,脘腹胀满,嗳腐吞酸,不欲饮食。温中和胃汤乃郑亮教授多年临床经验方,其中白花蛇舌草、猫爪草、四叶参亦是郑亮教授治疗慢性萎缩性胃炎癌前病变的经验药物,有临床研究表明其疗效显著,能够成功逆转癌前病变。全方消食导滞,健脾行气,消补兼施。沉香曲是郑师喜用的一味中药,为沉香等多种药末和以神曲糊制成的曲剂,其味苦、香,性温,根据《饮片新参》中记载沉香曲具有理脾胃气、止痛泻、消胀满的功效,能够辅助治疗风寒感冒、积食气滞等疾病,对胸腹胀痛、呕吐吞酸等疾病也有辅助治疗的作用,可以煎汤服用,有理脾胃气、止痛泻、消胀满等功效。但本品是一种温补性的药物,过量服用也可能会引起上火,阴虚内热的患者要谨慎服用,以免影响病情的恢复。

——————— 郑·师·点·评 ———————

慢性萎缩性胃炎病程长,病情缠绵,多虚实夹杂,起病多有脾胃虚弱的基础,因此,治疗要注重补虚固本。

三、胃食管反流医案

案例 1

陈某某,男,51 岁。2021 年 11 月 5 日初诊。

主诉:胃脘隐痛伴反酸 1 个月。患者一个月前情绪不畅后出现胃脘部隐痛不适伴有反酸不适,以饭后明显,遂至当地医院查胃镜示反流性食管炎,慢性浅表性胃炎伴胆汁反流。刻下自觉胃脘部隐痛不适,伴有反酸不适,嗳气不适,无明显"烧心",晨起干呕,口苦口干,不欲饮食,时有烦躁不适,无恶寒发热,无咳嗽咳痰,大便不成形,日行 1 次,小便正常,夜寐多梦。舌质红,苔白腻罩黄,脉弦滑。既往有胆囊切除病史,否认其他慢性疾病病史。

中医诊断:吐酸病(肝胃郁热证)。**西医诊断:**反流性食管炎。

证机概要:情志失调,肝气犯胃,胃失和降。

治法:疏肝理气,清肝泄热,和胃降逆。

方药:胃食管反流方合抑肝散加减:旋覆花 10 g,瓦楞子 30 g,紫苏梗 10 g,茯苓 10 g,炒白芍 10 g,枳壳 10 g,海螵蛸 20 g,醋柴胡 10 g,炒白术 12 g,黄芩 10 g,川芎 10 g,钩藤 10 g,炙甘草 5 g。14 剂。嘱其畅情志,少食甜食,饭后避免平躺,平素入睡时适当垫高床头。

二诊(2021 年 11 月 20 日):患者诉服药后反酸不适好转,偶有胃脘部不适,大便易溏,脉细弦,舌边齿印,治拟和胃降逆,和中止痛。原方去黄芩、瓦楞子、钩藤,加陈皮 10 g、法半夏 12 g、炒薏苡仁 12 g、党参 6 g、厚朴 10 g、干姜 3 g。14 剂。

三诊(2021 年 12 月 4 日):患者药后反酸较前明显好转,予原方不变继用 14 剂巩固。

【按语】 该例患者为中老年男性,平素脾气急躁易怒,有胆囊切除病史,肝火旺盛,横逆犯胃,发病以胃隐痛伴有反酸不适为主,治当疏肝理气、清肝泄热、和胃降逆,故以郑教授经验方合抑肝散加减,旋覆花、瓦楞子制酸降逆；紫苏梗、枳壳、海螵蛸理气止痛，醋柴胡疏肝利胆；炒白芍柔肝止痛；炒白术、茯苓健脾祛湿；黄芩、钩藤清肝火。患者服药两周后，热得清，故去黄芩、瓦楞子、钩藤，患者仍有便溏，脾虚较重，因此加陈皮、法半夏、炒薏苡仁、党参、厚朴、干姜，其中半夏燥湿，薏苡仁健脾，陈皮、厚朴理气，党参补脾胃之气，用于改善脾胃虚弱，干姜用于恢复脾胃之阳。

郑·师·点·评

《素问·至真要大论》曰："诸呕吐酸，暴注下迫，皆属于热"，认为本病证多属于热。郑师认为属热者，多由肝郁化热犯胃所致。因寒者，多因脾胃虚弱、肝气以强凌弱犯胃而成。

案例2

王某，女，31岁。2022年8月23日初诊。

主诉：反酸"烧心"间作半年。半年前患者因反酸"烧心"、胃脘部不适，至当地医院进行常规药物治疗，服药后症状减轻，但此后病情易反复，时好时坏，时轻时重。后于2022年7月23日进行胃镜检查结果示：反流性食管炎LA－A级，胃窦炎；予西药（铝碳酸镁）治疗1个月，效果不甚显著。刻下：患者诉反酸时作，早晨口中干苦，胃部不适明显，胸骨后时有刺痛感，食欲减退，大便稍干燥，每日一次，小便正常，舌质稍紫暗，舌苔薄白，脉弦涩。否认有其他慢性病史。

中医诊断：吐酸（瘀血阻络证）。西医诊断：反流性食管炎（A级）。

证机概要：肝火犯胃，瘀热互结，胃失和降。

治法：清肝泻火，活血化瘀，和胃降逆。

方药：加味抑肝散合血府逐瘀汤加减：柴胡8 g，钩藤10 g（后下），赤芍10 g，川芎10 g，丹皮10 g，栀子5 g，枳壳10 g，香附10 g，延胡索5 g，半夏8 g，姜厚朴10 g，海螵蛸20 g，白及5 g。7剂。嘱其畅情志，少动怒，少食肥甘厚味。

二诊(2022年8月29日):患者诉反酸、"烧心"等症状有所改善，胃痛较前减轻，时有口干，舌苔薄白，舌呈紫暗色，脉弦细。原药方已见成效，治疗继以清肝泻火、活血化瘀、和胃降逆为主。原方柴胡减至6 g，去白及，加百合10 g、麦冬8 g、石斛5 g。14剂。

三诊(2022年9月13日):患者反酸、烧心等症状消失，余无特殊不适，舌苔薄黄，舌呈淡紫色，脉象滑润。原方不变，继服14剂。2个月后，自述反酸已痊愈。

【按语】《素问玄机原病式·吐酸篇》言:"吐酸者，肝木之味也。由火盛至金，不能平木，则肝木自甚，故为酸也。"本案患者平素性情急躁易怒，平素多思多虑，肝木火旺，致瘀热互结发而为本病。加味抑肝散乃郑师常用疏肝之方，方中柴胡疏肝解郁、调达肝脏气机；钩藤味性凉，可清热平肝，内泻相火；赤芍、川芎、丹皮三味旨在活血化瘀，散血中之瘀结；枳壳、香附两味辛温芳香，助君药增强疏肝理气之效；姜厚朴通降胃气，与半夏共用增强降逆之效；栀子泻火除烦，助钩藤清肝；延胡索活血行气止痛；海螵蛸味咸涩、性温，可制酸止痛，中和过多的胃酸；白及具有高度的黏性，可敛疮生肌促进创面愈合。诸药合用，共奏清肝泻火、活血化瘀、和胃降逆之效。

--- 郑·师·点·评 ---

反流性食管炎久病不愈，则常常引起上消化道出血、Barrett食管、食管溃疡或狭窄，甚至引发食管癌等难以控制的并发症。西药治疗反流性食管炎存在着黏膜难以愈合的情况，而且复发率高。中医通过辨证论治、个体化治疗此病，有一定优势，疗效较为满意。

案例3

徐某某，女，34岁。2022年8月23日初诊。

主诉:反酸嗳气间作3年余。患者三年前出现中上腹部不舒，易嗳气,反酸明显,嗳气后腹部胀有缓解。咽部时有异物堵塞感。舌偏红苔黄,脉滑。

中医诊断:吐酸病(胃气上逆证)。西医诊断:反流性食管炎,慢性非萎缩性胃炎。

证机概要:胃失和降,胃气上逆。

治法:宣降胃气,理气消痞。

方药:丁香柿蒂散合旋覆代赭汤加减:丁香 3 g,柿蒂 10 g,代赭石 20 g,陈皮 6 g,紫苏梗 10 g,马勃 6 g,甘草 3 g,木香 5 g,砂仁 3 g,芡实 10 g,莱菔子 10 g,六神曲 10 g。7 剂,水煎服,分兑后早晚饭后温服。

二诊(2022 年 8 月 30 日):服上方药 7 剂后,中上腹部胀闷不舒明显缓解,咽部异物感改善,舌脉同前。续服原方 7 剂。

三诊(2022 年 9 月 9 日):药后症减,仍偶感反酸嗳气,无腹胀,无咽喉不适,纳寐可,二便调。原方去代赭石、紫苏梗、马勃、莱菔子、六神曲、芡实,加海螵蛸 15 g,瓦楞子 15 g 浙贝母 10 g。7 剂。

四诊(2022 年 9 月 17 日):继服 7 剂后,反酸嗳气消失。

五诊(2022 年 9 月 24 日):续服 7 剂,但原方一日一剂改为两天一剂。嘱患者戒烟酒、浓茶,三餐不可饱食,以七分饱为宜,睡前 2 小时内不宜进食。后电话随访诉无再复发。

【按语】 郑师认为此患者属吐酸病的范畴,证属胃气上逆。本病的基本病机为胃失和降,胃气上逆,所以在治疗应以和胃降逆为基本原则,再结合该患者的症状再施以理气解郁、消食导滞之法。方选丁香柿蒂散合旋覆代赭汤加减。丁香辛温、入肺胃经,柿蒂苦涩、入胃经,善降胃气而有止逆之功,代赭石性苦寒,其性重降,三者共为君药可加强降逆下气之功;陈皮理气化痰消痞,马勃清利咽喉,紫苏梗疏肝理气,三药相合使气顺痰消共为臣药;木香辛香能行,能疏理肝胆和三焦之气。砂仁醒脾调胃之要药,芡实收敛固涩,莱菔子、神曲消食化积共为佐药。此方标本同治。三诊后,患者仍偶感反酸嗳气,去芡实,续以海螵蛸、瓦楞子、浙贝母抑酸制酸。咽喉舒、饮食复,去紫苏梗、马勃、六神曲、莱菔子；代赭石重镇降逆，其性苦寒，不宜久服，故去之。五诊，嘱患者调情志、节饮食，再服7剂巩固治疗，3年沉疴乃愈。全方配伍得当，功效彰。

────── 郑·师·点·评 ──────

丁香柿蒂散合旋覆代赭汤加减方治疗吐酸病，无须拘泥于寒、热、虚、实。若中虚气逆者，可联合六君子健养脾胃，以梳理气机升降之枢纽；若肝胃郁热者可联合左金丸、化肝煎，清肝火、开痞结；若脾胃湿热者可联合清中汤清泄中焦火热，使积热消，病愈痊；若气郁痰阻者可联合半夏厚朴汤以行气散结化痰；若瘀血阻络者可联合血府逐瘀汤以活血化瘀，行气通络止痛。

案例4

王某，女，45岁。2022年3月21日初诊。

主诉：反复"烧心"、反酸8年余。患者"烧心"、反酸平卧时明显，胸骨后灼热痛，无嗳气、腹痛腹胀、咽喉不适，口干，胃纳欠佳，喜温食，大便烂，睡眠一般。舌淡红，苔薄白，脉弱。曾多次于外院就诊，予抑酸、护胃等西药治疗后症状可减轻，但反酸、"烧心"症状反复发作。2021年3月13日外院胃镜检查示：慢性浅表性胃炎，幽门螺杆菌阴性。外院24小时食管阻抗pH试验提示总液体反流次数增多，以弱酸反流为主。

中医诊断：吐酸病（脾胃虚弱证）。西医诊断：胃食管反流性疾病不伴有食管炎，慢性胃炎。

证机概要：脾胃虚弱，升降失常，升清不足，胃失和降，浊气夹酸上逆。

治法：健脾理气，和胃降逆。

方药：补中益气汤合二陈汤加减：砂仁5 g（后下），广木香10 g（后下），熟党参15 g，炒白术15 g，茯苓15 g，炙甘草10 g，延胡索15 g，法半夏 15 g,陈皮 10 g,海螵蛸 20 g,浙贝母 10 g,厚朴 15 g,白芍 15 g。共 7 剂,水煎服,早晚 2 次分服。

二诊(2022 年 3 月 28 日):"烧心"、反酸减轻,胸骨后灼热痛较前稍缓解,大便软条状,睡眠欠佳,易醒,少许疲倦乏力。原方中去茯苓,改茯神 15 g、合欢皮 20 g 安神助眠,加黄芪 20 g 补益中气。

三诊(2022 年 4 月 11 日):"烧心"、反酸及胸骨后灼热痛明显缓解,疲倦乏力改善,胃纳增进,睡眠尚可。原方去延胡索,炒白术改白术 15 g,连服 7 剂,主症痊愈。后随访 1 个月,未见复发。

【按语】"养脾胃之法,节其饮食而已",吐酸病患者应当养成良好的饮食节律及饮食习惯。过饱过饥皆伤脾胃,前人于《类证治裁》云:"生冷戕胃,饥饱戕脾,中气先馁,不宜专事消导。"患者脾胃虚弱,升降失常,升清不足,胃失和降,浊气夹酸上逆,郑师认为此为本虚标实。予党参、白术、黄芪、茯苓、砂仁、甘草以补益中气、振奋中州;合木香、砂仁、半夏、厚朴、陈皮行气理气,兼有健脾化湿之效,以此恢复脾之升清,胃之通降;海螵蛸、浙贝母制酸,延胡索用以止痛,炙甘草取其甘味补脾益气兼调和诸药。全方标本兼治,以甘、温之药补益中气固中土,以辛味之治气和中调升降,亦补亦通,使补而不滞邪,通而不伤正,同时气药中升降搭配,防升降太过,加之以咸、涩之药收敛制酸,共达健脾理气、降逆制酸之功用,疗效尤佳。

郑·师·点·评

药物治疗配合生活调摄有助于疾病治疗。吐酸者尤其应按时进餐,也应避免暴饮暴食,还要以清淡食物为主,少食肥甘厚腻、生冷寒凉以防损伤脾气,使运化失常,少食辛辣刺激以护胃食管黏膜,少饮浓茶、咖啡,少食粥、米粉,以减少胃酸之生成。

案例5

曹某,女,40岁。2021年3月20日初诊。

主诉:反酸1年余,加重半个月。患者1年前无明显诱因下泛吐酸水,时感胸骨后灼痛感,伴咽痒顿咳,嗳气频频,两胁胀满不适,未至医院系统检查及治疗。近半月以来反酸、胸骨后灼痛、咽阻感加重,2021年3月13日至当地某三甲医院查胃镜,结果显示:① 反流性食管炎(A级);② 慢性胃炎,Hp(-)。患者平素心情易郁,善太息,纳谷不馨,夜寐尚可,二便调。舌红,苔薄白,脉弦滑。

中医诊断:吐酸病(气郁痰阻证)。西医诊断:反流性食管炎,慢性胃炎。

证机概要:木郁损土伤金,脾虚滋痰贮肺,侵袭中州,致肺胃气机不畅。

治法:疏肝解郁,肃肺化痰。

方药:柴胡疏肝散合三子养亲汤加减:太子参15 g,白术10 g,白芍20 g,柴胡6 g,香附10 g,枳壳10 g,紫苏子10 g,陈皮5 g,川芎10 g,莱菔子10 g,桔梗6 g,白芥子3 g,白前10 g,海螵蛸20,白及10 g,甘草3 g。共14剂,水煎服。

二诊(2021年4月3日):药后反酸、胸骨后烧灼感减轻,仍有咽喉作堵感,大便正常,夜寐欠佳。上方去乌贼骨,加入款冬花10 g,合欢皮10 g。共14剂,水煎服。

三诊(2021年4月17日):诸证已平,未诉不适,继服14剂,水煎服。后续方2次,共28剂。2021年6月3日复查电子胃镜检查示:慢性胃炎,Hp(-)。后随访未诉特殊不适。

【按语】 本案患者中年女性,平素心情易郁,善太息,木郁损土伤金,脾虚滋痰贮肺,侵袭中州,致肺胃气机不畅,故表现酸逆、痰湿、气郁诸症。郑师治用疏肝肃肺法以解郁化痰,方选柴胡疏肝散合三子养亲汤加减,方中柴胡、香附、川芎养血开郁;陈皮、枳壳、芍药理脾宽胸;白芥子利气畅膈;桔梗祛痰利咽;苏子、白前降气化痰;莱菔子和消胃滞;海螵蛸、白及制酸和胃;太子参、白术健脾固本;甘草调和甘中,共奏解郁消痰、畅达肝肺、和胃降逆之效。二诊时患者症情好转,但仍咽阻明显,夜寐欠安,去制酸乌贼骨,加款冬花下气消痰,合欢皮解郁安神。三诊时诸证已平,后复查胃镜示胃食管反流病已愈。

————————— 郑·师·点·评 —————————

治疗胃食管反流病重视恢复肝、肺、脾胃间气机升降、经络脉气及五行乘侮的生理平衡,辨证施治以调理肝肺治本,和胃降逆治标,分泻肝清肺、疏肝肃肺、清胆泻肺、活血益气、滋肝润肺五法辨治本病,疗效显著。

案例 6

贾某,男,46岁。2021年10月11日初诊。

主诉:反酸、"烧心"3年余,加重2个月。患者于3年前曾因反酸、"烧心"不适就诊于当地医院,查无痛胃镜示:反流性食管炎(A级),慢性浅表性胃炎伴胆汁反流。曾口服兰索拉唑肠溶片联合枸橼酸莫沙必利片治疗4周,临床症状好转,患者自行停药。其后间断发作,每次自行用药后症状可缓解。2个月前因工作不顺加之饮酒后出现反酸、"烧心"加重,于北京某医院就诊,口服枸橼酸莫沙必利片、兰索拉唑肠溶片,症状未减轻,遂前来就诊。刻下:反酸、"烧心",胸骨后刺痛,痛处固定,餐后加重,伴呃逆、嗳气,口干,咽部异物感,不欲饮食,夜眠差,无发热、鼻塞、流涕,两胁时有胀满,按之痛甚,小便调,大便干结,2~3天行1次。查体:双肺呼吸音粗,未闻及明显干湿啰音。舌暗红,苔黄腻,脉弦。辅助检查:胸部CT平扫示无异常改变;肺通气功能基本正常;支气管舒张试验阴性;ECG:正常心电图,心肌酶正常。

中医诊断:吐酸(肝郁脾虚兼血瘀证)。西医诊断:胃食管反流病。

证机概要:瘀血不除,脉络不通,不通则痛。

治法:舒肝健脾和胃,清热化瘀通络。

方药:珍珠母(先煎)30 g,醋延胡索、浙贝母、海螵蛸各20 g,青皮、枳实各12 g,黄连6 g,吴茱萸3 g,生地黄25 g,酸枣仁18 g,木蝴蝶15 g,牛蒡子10 g。7剂,每天1剂,水煎,分早、晚2次温服。嘱咐患者养成良好生活习惯,治疗期间禁食辛辣、刺激、生冷、油腻之品,宜少量多餐,睡前2小时不进食物。保持良好心情,睡觉时将床头抬高。

二诊(2021年10月19日):患者服药后自觉较前舒适,反酸、呃逆症状较前明显好转,咽部不适较前减轻,口干较前改善,大便每天1次,质稍干,舌淡红,苔黄微腻,脉弦数。守一诊方以原方加瓜蒌10 g。7剂,每天1剂,水煎,分早、晚2次温服。

三诊(2021年10月26日):服药后患者"烧心"、反酸症状基本消失,大便正常,偶有咽部异物感,舌红,苔黄,脉弦。守二诊方加桔梗10 g。再用7天,患者基本不咳,"烧心"、反酸未再发作。

【按语】 患者病程日久,就诊时反酸、"烧心",当属中医吐酸。郑师强调本病病程往往较长,治疗经过复杂,用药繁多,临床中即使没有血瘀的相关临床特征,也不要排除瘀血的内生可能。瘀血不除,则脉络不通,不通则痛,瘀血不清,血脉不养,不荣则痛,故可见胸骨后疼痛。化瘀血,则血脉之道通畅,新血载气而周流无碍,其痛可消,其气得行,其病则愈。郑师还强调治疗以调畅中焦脾胃气机为要,同时配伍疏肝理气、宣肺止咳之品,舒肝健脾和胃、清热化瘀通络。郑师同时强调本病治疗要有方有守,良好疗效贵在一个"守"字。二诊、三诊时患者相关临床症状缓解明显,病情好转,效不更方,故在守前方的基础上随症化裁,以期巩固临床治疗效果。

郑·师·点·评

辨证治疗时,当气血同调,以化瘀血,理气机为原则,使其络脉通畅,气血运行道路得通,瘀血得化。

案例 7

沈某,男,62 岁。2023 年 2 月 13 日初诊。

主诉:反酸、"烧心"感反复发作 10 年余。10 年来患者反酸、"烧心"感反复发作,胃脘灼热胀满,疼痛不著,无嗳气,纳呆恶心,口苦,平素喜食肥甘厚腻,小便黄,大便正常,失眠难寐,舌质偏红,苔中根黄腻,脉弦滑。2022 年 11 月 7 日在南医大二附院胃镜检查示:反流性食管炎(LA-B 级)。服"雷贝拉唑钠肠溶片"治疗,症状缓解不明显,现为求进一步系统诊治,遂来诊。

中医诊断:吐酸病(胃热气逆证)。西医诊断:反流性食管炎。

证机概要:过食肥甘,积滞酿热,壅塞气机,致胃气上逆而反酸"烧心"。

治法:清热降气,健脾和胃。

方药:清中降气方加减:黄连 10 g,栀子 8 g,法半夏 10 g,陈皮 8 g,姜厚朴 10 g,紫苏梗 10 g,旋复花 10 g,沉香曲 3 g,醋香附 10 g,炒枳壳 10 g,茯苓 10 g,草豆蔻 10 g,海螵蛸 20 g,煅瓦楞子 20 g,鸡内金 10 g,败酱草 10 g,炒薏苡仁 15 g,炒白术 10 g,炒白芍 10 g,百合 10 g,茯神 10 g。7 剂,水煎服,每日 1 剂,分早晚 2 次温服。嘱其饮食清淡、避免辛辣刺激、油煎油炸之品。

二诊(2023 年 2 月 27 日):药后患者反酸、"烧心"感好转,胃脘灼热减轻,疼痛已除,胃不胀,无嗳气,纳食尚可,口苦减轻,大便正常,睡眠转好,舌质偏红,苔中根黄腻,脉弦。原方去百合、茯神、败酱草,加黄芩 10 g、蒲公英 10 g。百合具有润肺止咳、清心安神的功效,该患者已无失眠症状,故去百合、茯神;患者虽仍有中焦湿热的症状,但热势已降,因败酱草苦寒降泄,易伤肠胃,故去败酱草,改用黄芩和蒲公英以促进湿热排出。

三诊(2023 年 3 月 13 日):药后患者反酸、"烧心"感已愈,疼痛不著,胃不胀,无嗳气,纳食尚可。大便正常,舌质偏红,苔薄,脉弦。方药:去黄芩、黄连、海螵蛸及蒲公英。患者热势不显,故去清热药。继服14剂。2个月后，自述反酸已痊愈。

　　【按语】　胃食管反流病患者多因素体虚衰、饮食不节、劳倦内伤等因素导致脾胃受损，失于输布运化，久之积而生湿热，湿热蕴于中焦，气机失调，通降失司，运化不及，聚成酸水，上泛成邪。此类患者临证常见反酸、"烧心"，胃脘部灼热，口干、口苦、口臭，口腔溃疡，呕恶，大便黏滞，苔黄腻、脉滑数等湿热内蕴之象。故在临床中郑亮教授常遵循清热燥湿，调和脾胃的治疗原则，将清中汤化裁为清中降气方治疗胃热气逆型胃食管反流病。清中汤源自《证治准绳》，由黄连、山栀、陈皮、茯苓、半夏、草豆蔻、甘草组成，具有清热化湿、和胃止痛的作用。郑亮教授在清中汤的基础上加上海螵蛸及煅瓦楞子以制酸止痛；旋复花、沉香曲、厚朴、紫苏、香附、枳壳行中焦气机；薏苡仁，白术，白芍益气健脾，渗湿止泻。全方清热与降气并施，而成清中降气方。此外，郑亮教认为中焦湿热反酸者用败酱草可有画龙点睛之效，《神农本草经》曰"败酱，味苦平，主暴热火创"，故能降胃火上炎之吐酸。初诊因患者有失眠的表现，胃不和则卧不安，故加百合、茯神以宁心安神，鸡内金以助消化。二诊患者已无失眠难寐的症状，故去百合及茯神，患者虽仍有中焦热像，但热势已然减退，因败酱草苦寒败胃，故去败酱草，改用黄芩和蒲公英以除中焦湿热。三诊患者反酸基本已愈，故去黄芩、黄连、海螵蛸及蒲公英等寒凉的药物，余药以恢复脾胃运化功能为主，服药后患者病势大好。

────────　郑·师·点·评　────────

　　清热与降气并行，成清热降气方，败酱草为治疗胃热气逆型反酸的特效药，为全方点睛之笔。

案例8

刘某某,男,51岁。2021年11月8日初诊。

主诉:反酸反复发作2个月。2个月来患者常常于情志不舒(平素性格急躁易怒)后出现反酸不适,伴上腹痛,纳少,睡眠欠佳,至当地医院查胃镜示反流性食管炎,糜烂性胃炎。自行服用艾司奥美拉唑胶囊治疗,效果欠佳。既往否认慢性疾病病史,否认特殊手术史。舌质红,苔薄黄腻,脉弦。

中医诊断:吐酸病(湿热内蕴证)。西医诊断:反流性食管炎。

证机概要:湿热内蕴,胃失和降。

治法:清热化湿,通降胃气。

方药:沉香曲3g,砂仁3g(后下),黄连6g,吴茱萸3g,黄芩6g,海螵蛸20g(先煎),白芍10g,法半夏10g,浙贝母10g,枳壳10g,川厚朴10g,竹茹10g,瓜蒌皮10g,生甘草6g。14剂,水煎服,每日1剂,分早晚2次温服。

二诊(2021年11月22日):患者诉反酸、"烧心"感明显好转,仍有上腹痛,睡眠欠佳。原方加川楝子10g、延胡索10g、茯神15g,14剂,水煎服,每日1剂,分早晚2次温服。

三诊(2021年12月8日):诸症缓解,纳眠可,二便调,舌红,苔薄白,脉弦。继用上方14剂后痊愈。

【按语】 本案患者为中年男性,平素多急躁易怒,考虑其长期肝气不舒,肝失疏泄,气郁而化火,热蕴中焦,影响脾胃升降失常,胃失和降,故出现"烧心"、反酸等,肝气横逆犯胃,气机壅滞,不通则痛,故出现上腹部胃脘痛。舌红,苔薄黄腻,脉弦,证属湿热内蕴证,宜清热燥湿,降逆和胃。方用黄连、吴茱萸、黄芩、半夏清热燥湿,降逆开痞,沉香曲、砂仁温胃降逆,行气止痛,且能制约黄芩、黄连之苦寒,白芍养阴柔肝,浙贝母、海螵蛸化痰散结,制酸止痛。枳壳、川厚朴宽中下气,行气燥湿,瓜蒌皮、竹茹甘寒润降,生甘草调和诸药。二诊时患者"烧心"反酸改善,仍有上腹痛,睡眠欠佳,故加川楝子、延胡索,又名金铃子散,具有疏肝泄热、活血止痛之功效,湿热内扰心神,故出现睡眠欠佳,另加茯神养血安神。三诊时患者诸症平稳,继用上方,以资巩固。

郑·师·点·评

在治疗胃食管反流病时不能单纯"热者寒之",宜寒温并用,常用黄连、吴茱萸、黄芩、半夏配伍,其中黄连、吴茱萸药对,取《丹溪心法》之名方"左金丸",功能清肝泻火、降逆止呕。

案例 9

王某某,女,43 岁。2021 年 5 月 15 日初诊。

主诉:胃脘部及胸骨后烧灼不适,伴嗳气反酸 10 天。患者平时四肢畏寒喜暖,便溏、乏力数年,10 天前因吃火锅、饮酒后出现胃脘部及胸骨后烧灼不适,伴嗳气、反酸,口服雷贝拉唑钠肠溶片,烧灼不适症状有所好转,仍时有嗳气、反酸症状,餐后明显。在外院行胃镜检查提示:反流性食管炎(B 级),慢性非萎缩性胃炎。刻下:胃脘部烧灼不适,嗳气,反酸,口苦,纳差,畏寒喜暖,夜寐尚可,小便调,肠鸣便溏,舌质淡红,苔薄黄,脉细弱。

中医诊断:吐酸病(寒热错杂证)。西医诊断:反流性食管炎。

证机概要:寒热错杂,胃失和降。

治法:寒热并用,辛开苦降。

方药:半夏泻心汤加减:姜半夏 15 g,干姜 6 g,黄连 5 g,黄芩 6 g,蒲公英 15 g,白花蛇舌草 15 g,党参 15 g,麸炒白术 12 g,茯苓 10 g,补骨脂 10 g,海螵蛸 15 g,浙贝母 15 g,白及 8 g,丁香 5 g,柿蒂 6 g。7 剂,每日 1 剂,水煎,分早晚两次温服。

二诊(2021 年 5 月 22 日):诉胃脘部烧灼不适症状,嗳气、反酸、口苦症状均较前改善,纳差,夜寐欠安,大便溏,舌质淡红,苔薄白,脉细弱。上方去茯苓,加茯神 10 g,鸡内金 15 g,神曲 15 g。14 剂,每日 1 剂,水煎,分早晚两次温服。

三诊（2021年6月8日）：诉无嗳气，反酸、口苦症状改善，纳食一般，夜寐可，大便溏，舌质淡红，苔薄白，脉细。上方去黄连、丁香、柿蒂，干姜减为3 g，加肉豆蔻10 g，继服14剂巩固疗效。嘱患者合理饮食，慎起居。随访3个月未见复发。

【按语】 本案患者平素阳气不足，中焦虚寒，不能温布四肢，故见畏寒喜暖；脾失健运，气血生化不足，故见倦怠乏力、舌质淡红、苔薄、脉细弱；脾虚生湿，清浊不分，故见大便溏薄。进食辛辣刺激食物后导致脾胃运化功能失常，升降失调，致使胃腑积热，失于和降，故见胃脘部烧灼不适、嗳气、反酸；浊热上泛，故见苔薄黄。辨证为寒热错杂之脾寒胃热型，方选半夏泻心汤加减。方中半夏、干姜辛开温热，散寒消痞；患者寒重热轻，故少用黄连、黄芩苦寒泻火。党参（代人参）、白术、茯苓源自四君子汤，其中党参、白术益气健脾，茯苓健脾止泻，补骨脂温脾止泻，四药合用以温脾祛寒，健脾止泻。蒲公英、白花蛇舌草苦寒降泄。海螵蛸味咸、性微温，可制酸止痛以和胃；浙贝母味苦、性寒，清热化痰，泻火散结；白及制酸和胃；三者伍用，抑制胃酸分泌的功效更佳。丁香、柿蒂降逆止呃，治胃气上逆之嗳气、吐酸。如此寒热并用，辛开苦降，则脾胃气机调畅，阴平阳秘，诸症自愈。

———————— 郑·师·点·评 ————————

胃食管反流病寒热错杂证的病机特点主要为脾寒胃热，脾寒则清阳不升，胃热则浊阴不降，脾胃升降失调，胃气上逆而发病，并依此进行辨证、立法、组方、遣药。

四、消化道肿瘤医案

居某,女,58 岁。2020 年 11 月 2 日初诊。

主诉:胃癌术后 1 年余,胃脘部隐痛间作 1 周。患者 1 年前在省人民医院行胃癌切除术,术后病理示:贲门-胃底腺癌(T3N0M0),低分化,p53 约 1%,ki-67 约 30%,Her-2(—),EGFR(—),AFP(—)。2020 年 10 月 24 日于外院复查 CT 示:T4aN0M0,ⅡB 期。就诊时已行 3 次化疗。刻下:近 1 周以来患者诉胃部时有隐痛,伴胀满时作,饭后较著,无口苦口干,偶有嗳气,无反酸"烧心",怕冷,纳少,解黄色成形软便,每日行一次,舌质淡,苔薄白,脉细弱。

中医诊断:胃癌(正虚邪恋)。西医诊断:胃恶性肿瘤术后。

证机概要:正虚邪恋,脾胃虚寒,余毒未清。

治法:补气健脾,化瘀解毒。

方药:健脾消癌方加减:蜜炙黄芪 30 g,党参 15 g,炒白术 10 g,茯苓 10 g,法半夏 10 g,陈皮 8 g,半枝莲 15 g,当归 15 g,丹参 10 g,炒白芍 10 g,桂枝 5 g,炮姜 5 g,白花蛇舌草 30 g。28 剂,结合心理疏导,嘱其饮食清淡,避免辛辣刺激、油煎油炸之品。

二诊(2020 年 11 月 30 日):药后患者胃部隐痛较前好转,此时以饭后胀满时作,偶有嗳气,稍有反酸,纳食尚可,大便正常,舌质淡,苔薄白,脉细弦。加以一众疏肝理气和胃之品。原方去炮姜,加醋柴胡 8 g、旋覆花 10 g(1 包)、郁金 10 g、枳壳 10 g、紫苏梗 10 g,28 剂。

三诊(2020 年 12 月 28 日):患者胃部隐痛已基本好转,饭后胀满较前明显改善,怕冷较前明显好转。继进 28 剂,嘱其保持情绪舒畅,饮食清淡。

【按语】 郑亮教授认为胃癌的主要病机为正虚邪实,正虚为脾肾虚损,邪实乃瘀血阻滞、热毒壅盛。六淫七情、饮食不节、劳逸失调,或脾胃素虚、气血不足，均可造成或加重脏腑功能失调，脾失健运，胃失和降，聚湿生痰，血行不畅，化生瘀毒，阻于胃脘，脉络不通故而发为疼痛。本病病位在脾、胃，病机为脾胃虚弱，正虚毒结，治疗当健脾养胃为大法。癌病患者病程绵延，后期抵抗力低下，脾胃虚弱，治疗以健脾类方药为组方基础，以充养后天之本，扶助自身正气，从而改善临床症状，遏制病情的发展。故方中以甘平之党参为君，益气补虚，健脾养胃，脾气健运则运化复常，气血化生充足。脾胃虚弱，运化乏力，易致湿浊内阻，故以苦温之炒白术为臣，健脾燥湿。炒白术和党参配伍，益气健脾之功显著，甘淡之茯苓，健脾渗湿，炙黄芪益气补中，三药共为臣药。半夏散结除痞，又善降逆止呕；当归、丹参配伍，可行气活血，行中有补，补中有动；白花蛇舌草、半枝莲清热解毒，使祛邪而不伤正，扶正亦不留邪；陈皮、茯苓合用，有燥湿健脾之效；炮姜、桂枝温通经脉；炒白芍养血柔肝；炙甘草补脾和中，调和诸药。诸药合用共奏益气健脾、化瘀解毒之效。二诊之时，患者胀满明显，予一众行气之品，疏肝行气以和胃。三诊之时，患者诸症皆除，续用原方。

——————— 郑·师·点·评 ———————

郑师认为癌病的发生以正虚为主，扶正为治疗总则。常选以四君子汤为底方进行加减以达扶正益气健脾功效。

案例2

俞某，女，59岁。2019年4月2日初诊。

主诉：进食梗阻感8月余。患者8个月前无明显诱因下开始出现进食不畅，无恶心呕吐，未予特殊处理，后症状反复发作，2019年1月3日至当地医院行胃镜检查示食管肿瘤，病理未查，建议患者至上级医院进一步诊治。2019年1月5日患者至江苏省肿瘤医院门诊就诊并收住入院择期手术治疗。2019年1月8日患者行胸腔镜下食管癌手术，术后病理报告示：食管中下段溃疡性肿块，鳞癌Ⅱ级，累及浅肌层，上下切缘（一），瘤旁 0/3、胃左 0/5、贲门旁 0/3、右喉返 0/1、隆突下 0/5 未见肿瘤转移。刻下：患者神清，精神不佳，进食不畅，形体消瘦，胸骨后隐痛，泛吐痰涎，恶心偶作，口干口苦，纳寐一般，小便正常，大便干结，舌红无苔有裂纹，脉细数。

中医诊断：噎膈病（胃阴亏损证）。西医诊断：食管鳞癌术后。

证机概要：津亏阴伤，痰气交灼。

治法：益气养阴，化痰散瘀。

方药：旋覆花 10 g（包煎），代赭石 15 g（先煎），陈皮 6 g，法半夏 10 g，炒枳壳 10 g，紫苏梗 10 g，三棱 10 g，莪术 10 g，南沙参 15 g，麦冬 15 g，玉竹 15 g，延胡索 10 g，石打穿 15 g，炙甘草 5 g。14 剂，每日 1 剂，分两次水煎温服。医嘱：忌烟酒、辛辣刺激食物，忌食生冷、鱼虾、海鲜、油腻食物，保持精神乐观，保暖、注意锻炼，增强体质。

二诊（2019 年 5 月 17 日）：药后患者吞咽梗阻好转，胸骨后隐痛不显，痰涎量减少，恶心未作，但口干、大便干结及舌象均未见明显改变，且乏力倦怠明显，上方去旋覆花、代赭石、延胡索，加枇杷叶 10 g、百合 10 g、黄芪 30 g。余不变，守方继进。

三诊（2019 年 6 月 27 日）：药后患者吞咽梗阻不显，进食较畅，疲乏改善，痰涎基本消失，口干口苦好转，大便渐成形，舌质红，苔少无裂纹。上方基础上去紫苏梗、枇杷叶。守方继进，进一步巩固疗效。

【按语】 郑教授指出食管癌最主要的临床表现是吞咽梗阻、进食不畅，改善患者的生活质量主要要解决这一点。本案患者食管鳞癌Ⅱ期术后，津液大亏，故见舌红无苔有裂纹之象。阴液亏损，虚火内灼，熬津为痰，熬血液为瘀，痰瘀交阻，阻滞气机，气机不畅，瘀滞不通，不通则痛，故见胸骨后隐痛。热邪伤津，故见口干口苦、大便干结，脉细数。阴液亏损，胃失濡润，和降失司，加之热邪煎津所生之痰，故见恶心偶作、泛吐痰涎。本案患者以津亏阴伤为本，兼受气结、痰瘀因素影响，故郑教授认为治疗上投以甘凉濡润滋养阴液之品的同时，当和降胃气、化痰散瘀。初诊方中，郑亮教授以沙参麦冬汤中主要的南沙参、麦冬、玉竹缓复津液,养阴润燥不滞腻,奠定甘凉濡润的总基调。和降胃气方面,郑教授以旋覆代赭汤中主要的旋覆花、代赭石两味药来实现,同时配伍枳壳、紫苏梗增强降逆之效。化痰散瘀方面,投以二陈汤中主要的陈皮、半夏两味药化痰涎;另予三棱、莪术这一药对化瘀散结,配伍石打穿消食道瘀结、解毒活血,延胡索旨在止痛,炙甘草调和诸药。二诊时患者津亏之象未见明显改善,而乏力倦怠明显,说明阴损日久短期内滋阴未能立刻见效,且正气虚弱,故上方基础上加百合10 g增强甘凉濡润之力,加黄芪30 g鼓舞正气,扶正祛邪。此外患者吞咽梗阻好转,胸骨后隐痛不显,痰涎量减少,恶心未作,说明化痰散瘀药物疗效显著,且胃气渐降,气机渐畅,故上方基础上去旋覆花、代赭石、延胡索,改予枇杷叶减弱化痰之力。三诊时患者津亏之象经滋阴治疗后得到明显改善且痰涎基本消失,故在上方基础上去枇杷叶。此外患者吞咽梗阻不显,进食较畅,说明经化瘀治疗后机体气机已畅,胃降有司,局部无痰瘀阻塞,故去紫苏梗减弱降逆之效。守方继进以进一步巩固疗效,患者已基本解决吞咽梗阻、进食不畅这一难题,改善了生活质量,效果显著。

——————— 郑·师·点·评 ———————

食管癌患者术后或常规放化疗所致的津液亏损,故当以甘凉濡润为大法,常选以麦冬、玉竹、石斛、南沙参等益胃生津。

案例3

郭某,女,70岁。2022年7月7日初诊。

主诉:直肠癌术后1年,伴腹泻间作2周。患者直肠癌术后1年,2022年6月14日本院内镜:盲底息肉,慢性结肠炎,直肠术后改变;轻度慢性浅表—萎缩性炎,伴小区肠上皮化生(1+),胃底腺息肉。刻下:近2周来解黄色糊状便,每日4~5次,偶夹黏液,无脓血,饮食不慎时可明显加重,伴腹部胀满时作,无明显腹痛,无嗳气反酸,无恶心呕吐,纳呆,夜寐欠安,舌淡边有齿痕,苔黄腻,脉滑。

中医诊断:肠癌(脾虚湿热)。西医诊断:直肠肿瘤术后、胃息肉。

证机概要:脾虚湿盛,日久化热,湿热互结。

治法:健脾化湿,清利湿热。

方药:参苓白术散合葛根芩连汤加减:党参 15 g,茯苓 10 g,炒白术 10 g,炒薏苡仁 20 g,山药 20 g,白扁豆 15 g,砂仁(3 g)1 包,陈皮 8 g,粉葛根 15 g,酒黄芩 10 g,黄连 5 g,仙鹤草 20 g,藤梨根 15 g,醋香附 10 g,麸炒枳壳 10 g,紫苏梗 10 g,蜜炙甘草 5 g。14 剂,结合心理疏导,嘱其饮食清淡,避免辛辣刺激、油煎油炸之品。

二诊(2022 年 7 月 21 日):患者药后大便次数较前减少,日行 2～3 次,胃中胀满仍作,疼痛不著,无嗳气反酸,纳食可,舌淡,苔黄微腻,脉滑。原方加白花蛇舌草 20 g、木香 10 g、姜厚朴 10 g。14 剂。嘱其保持情绪舒畅,饮食清淡。

三诊(2022 年 8 月 4 日):患者药后大便基本正常,解黄色软便日行 1～2 次,胃中胀满已除,疼痛不著,无嗳气反酸,纳食尚可,舌淡,苔薄黄,脉小滑。原法奏效,守方出入,给予 14 剂继续服用,并嘱调畅情志和清淡饮食。

【按语】 中医认为结直肠癌病位在肠,与情志失调、饮食不节、外感毒邪有关,日久则脾胃不和,气机升降失调,津液运化失常,导致痰、瘀、郁、毒等病理产物形成并在结直肠内堆积,形成肠内"富营养"环境,长久痰瘀毒郁结而发为癌病。本案中患者肠癌术后 1 年,久病耗伤正气,加之年入花甲,正气本虚,脏腑受损,水谷精微失于输布,水谷不化,聚水成湿,加之气候炎热,湿热交织,清浊不分,合而下注故而发为泄泻。郑师辨证选方,运用参苓白术散合葛根芩连汤加减,健脾祛湿、清利湿热以达治疗本病之效。方中党参、白术、甘草益气健脾;白扁豆、薏苡仁、茯苓、陈皮以健脾渗湿;砂仁行气化湿,调理中焦胃脾,且可助调气机;山药益气健脾兼涩肠止泻;醋香附、麸炒枳壳、紫苏梗疏肝行气,以气行而助湿化;葛根升发清阳以止泻,黄芩、黄连苦寒,清热燥湿且厚肠，葛根与黄芩、黄连合用，一清一散、一升一降，调理气机，和调内外，另予仙鹤草、藤梨根清热解毒、祛风利湿，以加强清热燥湿之效；佐以甘草调和诸药共奏健脾化湿、清热厚肠止泻之效。此外现代药理研究发现参苓白术散对肠道益生菌起到扶植作用，即通过"扶正祛邪"调节肠道微生物的生态平衡，是治疗脾虚湿盛之泄泻的经典方剂。二诊时，患者苔微黄微腻，且胃胀仍明显，故加用白花蛇舌草加强清热燥湿之效，另予木香、姜厚朴增强行气之力。三诊之时，患者上述症状均除，以续原方巩固治疗。若临证见患者形态肥胖，可予绞股蓝、荷叶、山楂、泽泻清热调脂；若癌病日久、舌质紫暗、脉象细涩者，可予桃仁、三棱、莪术、丹参、川楝子等活血化瘀之物；若患者食欲不振、食后腹胀、疲倦乏力、大便稀薄等脾胃虚弱之候，郑师喜用人参、茯苓、炒白术、薏苡仁等甘淡健脾益气之药；不思饮食者，酌情添加炒二芽、焦三仙消食和胃；胃脘胀满者，合豆蔻（后下）、紫苏梗、枳壳宽中理气；中焦湿邪内生，合苍术、厚朴苦温化湿。若临证见腰膝酸痛、五心烦热、舌红少津无苔、脉细数等肾阴虚之候，予墨旱莲、女贞子、黄精、枸杞子、石斛等滋肾养阴之品；兼有潮热盗汗者，予五味子、糯稻根、白薇清透虚热。乏力疲倦者，予仙鹤草、黄芪、山药补虚扶正；若放化疗后期出现手足麻木者，予桂枝、艾叶、红花、鸡血藤煎汤外洗患肢，促进气血运行；若化疗导致骨髓抑制者，加生地榆、桑椹子、当归、黄芪等药材。

郑·师·点·评

藤梨根气微性寒，味苦涩；功用清热利湿、活血散瘀、祛风通络、解毒消肿；临床上常用于治疗肝炎、血痢、热淋、湿热黄疸、痈疖肿毒、跌打损伤、风湿性关节炎以及消化道恶性肿瘤等疾病。

案例 4

宜某,男,74岁。2022年6月3日初诊。

主诉:上腹部胀满反复6个月,发现胰腺癌3月余。患者6个月前无明显诱因下出现上腹部胀满不适,进食后胀满明显,疼痛不著,时有胃中嘈杂,无嗳气反酸,无吞咽困难,遂于2022年3月8日前往南京鼓楼医院就诊,行胰腺穿刺,病理报告示:胰尾查见癌细胞。肿瘤指标:糖类抗原19-9:>1 000 U/mL,糖类抗原72-4:8041 U/mL,糖类抗原242>200 U/mL。现长期口服中药+卡培他滨治疗。刻下:患者神清,精神一般,腹胀时作,无恶心呕吐,无胸骨后烧灼感,乏力明显,伴纳少,近期来口唇牙龈破溃,大便正常,体重下降30千克,面色少华,舌质红,苔薄,脉弦滑。既往有糖尿病史、心脏起搏器史。

中医诊断:癌病(气滞血瘀证)。西医诊断:胰腺癌。

证机概要:气血不畅,淤阻脉络。

治法:行气活血,清热解毒消癥。

方药:消癌化积方加减:醋柴胡8 g,醋香附10 g,麸炒枳实10 g,川芎8 g,醋青皮8 g,生晒参6 g,麸炒白术10 g,茯苓10 g,蜜炙黄芪30 g,当归10 g,醋莪术10 g,石见穿30 g,白花蛇舌草30 g,重楼10 g,酒黄芩10 g,仙鹤草20 g,肿节风15 g,夏枯草10 g,赤芍10 g,牡丹皮10 g,蜂房10 g,山慈菇10 g,玄参15 g,紫花地丁15 g,生大黄8 g,天葵子10 g,大枣10 g。14剂,每日1剂,水煎取汁300 mL,饭前或饭后2小时内服,每日煎服2次。医嘱:忌烟酒、辛辣刺激食物,忌食生冷、鱼虾、海鲜、油腻食物,保持精神乐观,保暖、注意锻炼,增强体质。

二诊(2022年6月17日):患者药后原法奏效,守方出入。给予14剂继续服用,并嘱调畅情志和清淡饮食。

【按语】 中医认为胰腺癌归属于"痃癖""伏梁"等范畴,多为气不化水、肝脾两伤、湿热余毒互结、土败木贼所致,该病的病机主要为内有七情失调,外有毒邪入侵,其中包括气机不畅、饮食失节等。吾师认为胰腺癌的发生与气郁密切相关。肝主疏泄,可调节气机促进精血津液运化输布,并调节胰液、胆汁的分泌排泄,故肝失疏泄、气机不畅,一方面可诱导癌肿病理产物的产生,另一方会影响胰腺正常疏泄胰液,病由从生。本病患者久病正虚,邪毒外侵,脏腑失调,气行不畅导致血液运行障碍,血液停滞于局部,阻塞络脉,津液输布不利,雍结为痰,瘀、毒交阻,日久逐渐形成肿瘤。方选消癌化积方加减化裁行气活血,清热解毒消癥。方中柴胡、香附、青皮疏肝破气消积,柴胡疏肝解郁、制香附理气开郁、炒青皮疏肝破气,共助疏肝行气、解郁消积;枳实、大黄清泻实热通腑气,枳实具有行气消痞、消胀除满等功效,大黄具有泻热通便、攻积导滞等功效,枳实配大黄,导滞除满,泄阳明郁火;白花蛇舌草具有清热解毒、消痈散结等功效,山慈菇清热解毒、化痰散结,石见穿行气活血、解毒散结,肿节风清热解毒、祛风通络、活血散结,夏枯草清热泻火、散结消肿,重楼清热消痈、软坚散结,蜂房消肿散结,增强抗肿瘤作用,白花蛇舌草、蜂房、山慈菇、石见穿、肿节风、夏枯草、重楼都是散结之品,共奏解毒消癥之效;当归、川芎、赤芍、丹皮、莪术行气活血,气行则血行,辅以疏肝解郁行气、活血化痰通络;生晒参、白术、黄芪培补元气,黄芩、人参等中药材具有补虚扶正、增强免疫功能之效;少量玄参养阴血;黄芩、茯苓清热化痰;大枣调和诸药。若患者腹痛剧烈,可加用乌药、芍药、甘草;若腹胀明显,可加用厚朴、木香;伴黄疸者,可加用茵陈、虎杖;若伴见腹水者可加用大腹皮、泽泻、猪苓、车前草;大便秘结者,可加用槟榔、麻子仁、决明子;若食欲减退,可加用焦山楂、焦六神曲、炒麦芽。同时可以配合中医外治法加强疗效。临床常用吴茱萸、干姜、桂枝、川芎等加热装入布包制成中药热罨包外敷以达通络止痛之效;予外敷神阙穴、中脘、关元等穴位缓解腹胀、腹痛、恶心、呕吐等症状;对于恶心、呕吐等症状较重者,亦可选取足三里、内关行穴位注射镇吐止呕。

郑·师·点·评

《医学入门》言:"气瘤能作块成聚,块乃痰与食积死血有形之物也,积聚癥瘕也",提出气郁是胰腺癌的首要病因。

案例 5

王某,女,84岁。2022年7月13日初诊。

主诉:右侧肾CA切除术后1周。患者于2022年7月6日于江苏省人民医院行右肾盂癌根治术,刻下:右侧腹部不适,神疲气短,面色蜡黄,纳少,进食后有恶心感,肢体颤抖,舌体、口腔黏膜多发性溃疡,舌质淡,苔白稍腻,脉沉细。有糖尿病、帕金森、脑梗死、高血压病史。

中医诊断:肾癌(脾肾气虚、水湿内停)。西医诊断:肾盂恶性肿瘤术后。

证机概要:正气亏虚,痰浊内阻。

治法:补益脾肾,利水渗湿,解毒抗癌。

方药:益肾抗癌方加减:生晒参8 g、炒白术10 g、茯苓10 g、法半夏10 g、陈皮10 g、蜜炙黄芪30 g、当归10 g、丹参20 g、白花蛇舌草20 g、山慈菇15 g、半枝莲15 g、杜仲15 g、山药30 g、山茱萸10 g、菟丝子10 g、砂仁(3 g)1包、沉香曲3 g、炒鸡内金10 g、焦山楂10 g、炒麦芽10 g。针对口腔溃疡,开立代茶饮:金银花2 g、薄荷1 g、麦冬5 g、生甘草2 g、冰片0.5 g、木蝴蝶2 g。14剂,结合心理疏导,嘱其饮食清淡,避免辛辣刺激、油煎油炸之品。

二诊(2022年7月27日):患者药后口腔溃疡已除,神疲乏力及右腰部不适较前减轻,纳可,睡眠可,二便调,舌淡苔腻,脉沉细。原法奏效,守方出入,给予14剂继续服用,并嘱调畅情志和清淡饮食。嘱其保持情绪舒畅,饮食清淡。

【按语】 中医认为肾癌病位在肾,与脾胃和肝密切相关。病机多为虚实夹杂,正气不足,阴阳气血逆乱,气、血、痰、湿、瘀、浊积聚为毒,治疗以健脾益肾、补气养血、清利湿热、活血化瘀等为法。郑亮教授认为肾癌的形成以正气亏虚为基础,而正虚又以脾肾亏虚为主,其中肾元亏虚是肾癌的主要内因。病理状态下,脾肾亏虚日久,脏腑推动运化功能失调,气机不畅,气血津液逆乱,聚而形成痰瘀,痰瘀不化,发展成为癌毒肿块,故痰瘀毒互结是核心病机。本案中患者肾原位癌术后

1周,术后耗伤正气,气血不足,表现为神疲气短,面色蜡黄,精神欠佳。术后癌邪虽克,但余毒未清,加之脾虚生湿,气机不畅且气虚无力推动血液运行,痰毒淤浊互结体内,此为本虚标实之证。治疗上扶正与驱邪兼顾,补法和清法并用。方中生晒参、炒白术、茯苓、蜜炙黄芪健脾益气;半夏、陈皮理气健脾;砂仁醒脾化湿浊;当归、丹参活血化瘀;山慈菇、白花蛇舌草、半枝莲清热解毒抗癌,改善肿瘤生长的微环境;山药、山茱萸滋阴益肾,杜仲、菟丝子温肾助阳,阴阳并补,则阳得阴助而生化无穷,阴得阳升而泉源不竭,以培补先天之元;患者进食后有恶心感予沉香曲以理气消胀除满,炒鸡内金、焦山楂、炒麦芽以健脾开胃消食,全方共奏扶正祛邪之功效。茶饮方中金银花、生甘草清热解毒;冰片清热止痛,解毒生肌;薄荷疏散风热利咽;木蝴蝶清肺利咽。患者药后溃疡已除,续用原方巩固治疗。对于伴见血尿者,吾师常加用仙鹤草、白茅根、大小蓟清热解毒、凉血止血;腰膝酸软者常加用川断、狗脊、补骨脂补肝肾、续筋骨;心烦失眠者则加用夜交藤、炒枣仁、合欢花养心安神;癌痛明显者则加用元胡、徐长卿行气止痛;若兼有腹水者,加用利湿药,如猪苓、泽兰、通草、滑石、车前子、赤小豆利水消肿。此外,对于顽固性腹胀少尿、水肿腰痛的患者,在辨证治疗的同时,恰当选用引经药往往可获较好收效,如白芍、升麻可引入脾,独活、肉桂引入肾,附子或官桂可兼入脾肾两经,既可温肾,又能暖脾。

──────── 郑·师·点·评 ────────

　　肾癌术后多因机体元气大伤导致气血不足,在肾癌术后的调养过程中,通过养护脾胃使运化功能得以恢复正常,从而以滋后天养先天,使得脾肾功能正常,且要密切关注现代对中医"癌毒"理论的研究,谨慎选择解毒抗癌中药。

案例6

陈某,女,63岁。2022年5月2日初诊。

主诉:胃癌术后1年半。患者1年半前行胃癌手术(印戒细胞癌术后未做化疗)。刻下:患者感胃胀时作,胃部疼痛不著,稍有嗳气,无反酸,无口干口苦,面色少华,神疲倦怠,短气乏力,偶有头晕,纳食欠佳,大便正常,舌质淡,苔白,脉细弱。

中医诊断:胃癌(脾胃气虚)。西医诊断:胃恶性肿瘤术后。

证机概要:癌病后期,正气亏耗,后天之本失养。

治法:益气健脾运胃。

方药:獐宝健胃汤:獐宝6g,党参15g,白术10g,茯苓10g,薏苡仁20g,山药15g,橘络10g,黄芪20g。14剂,结合心理疏导,嘱其饮食清淡,避免辛辣刺激、油煎油炸之品。

二诊(2022年5月16日):患者药后,胃中胀满稍有减轻,嗳气好转,面色仍少华,神疲好转,纳食转佳,舌质淡,苔白,脉细。原法奏效,守方出入。14剂。嘱其保持情绪舒畅,饮食清淡。

三诊(2022年6月1日):患者药后胃中胀满已除,嗳气已止,精神好转,头晕已除,纳食尚可,舌质淡,苔白,脉弦。原方给予14剂继续服用,并嘱调畅情志和清淡饮食。

【按语】 郑教授认为癌病后期正虚为本,本病患者手术后期,气血阴阳俱耗,正气难复,脾胃受损,运化失调,饮食失常,失于调养,临床可见纳食欠佳、神疲乏力、面色少华之象;清阳之气无以上养清窍,亦可证见头晕;故益气健脾为治疗大法。程钟龄亦提出:"虚人患积者,必先补其虚,理其脾,增其饮食。"故选用郑亮教授研发的獐宝健胃汤,组方中獐宝益气扶正、健脾消食;党参益气健脾、润肺生津;黄芪益气健脾,扶正固本;茯苓健脾渗湿、运化中焦;薏苡仁健脾清中、运化水湿;脾喜刚燥,胃喜柔润,选用山药,微温而不燥,清补而不滋,既能益气,又有养胃之功,与参芪相伍,亦属刚柔、润燥得宜;橘络芳香醒脾、行气开胃;白术健脾助运,化湿畅中。其中,獐宝为郑亮教授治疗脾胃虚证常用药。早在《本草纲目》中就有记载,是一种名贵稀有药材。獐宝是鹿科动物幼獐吮吸獐奶后在胃中凝结的奶凝块,含有约40%的蛋白质和多种微量元素,同时含有多种人体必需的氨基酸,以往主要用于治疗小儿疳积、功能性消化不良、产后体虚等,主要功效为补脾益气、消导开胃。既往动物实验证明,獐宝可提高小鼠胃蛋白酶活力,并可非常显著地提高小鼠血清胃泌素含量,可明显促进小肠蠕动。亦有研究指出,獐宝还可以逆转慢性萎缩性胃炎大鼠胃黏膜肠上皮化生,减少凋亡的过度激活,是癌前病变、消化道肿瘤的常用药。三诊之时,上述症状均除,以续原方巩固治疗。临证若见吐酸嘈杂者,可加用左金丸、瓦楞子等止酸护胃;若大便秘结,可加用麻子仁、杏仁、桃仁等润肠通便;若气血亏虚,血象偏低,可加用当归、黄芪、仙鹤草等益气生血之品。

—————— 郑·师·点·评 ——————

从中医取类比象的角度看胃癌的发病机制,以血肉有情之品治疗更为合适。

案例7

唐某,男,68岁。2022年5月20日初诊。

主诉:肺癌术后2年。患者于2020年6月10日因非小细胞肺癌在南通大学附属医院行左上肺切除术治疗,已化疗4次。刻下:患者尚有气喘,活动后明显,咳嗽好转,痰白难咯,量少,咽痒不适,胸闷较前改善,精神转佳,下肢乏力好转,耳鸣,听力下降,纳食尚可,胃脘部嘈杂感已除,夜寐尚可,大便正常,日行1次,舌质淡,苔白,脉弦。有吸烟史50年。

中医诊断:肺癌(正虚邪恋)。西医诊断:肺恶性肿瘤术后。

证机概要:正气亏虚、余邪留伏。

治法:扶正益气、化瘀解毒。

方药:益气解毒活血方加减:生晒参 6 g,茯苓 10 g,炒白术 10 g,陈皮 6 g,浙贝母 8 g,蜜炙黄芪 20 g,醋莪术 8 g,白花蛇舌草 20 g,重楼 10 g,丹参 20 g,桔梗 10 g,前胡 10 g,干姜 3 g,赤芍 10 g,熟地黄 15 g,酒萸肉 10 g,酒黄芩 10 g,紫石英 10 g,盐菟丝子 10 g,盐补骨脂 10 g,醋五味子 10 g,盐杜仲 10 g,麦冬 10 g,覆盆子 10 g。14 剂,结合心理疏导,嘱其饮食清淡,避免辛辣刺激、油煎油炸之品。

二诊(2022 年 7 月 27 日):患者药后气喘、咳嗽较前明显好转,原法奏效,守方出入,给予 14 剂继续服用,并嘱调畅情志和清淡饮食。嘱其保持情绪舒畅,饮食清淡。

【按语】 中医认为肺癌病位在肺,与肝、脾、肾等脏器关系密切,总属本虚标实之证。病机为正气亏虚,阴阳失调,脏腑失和,无力抵抗外邪侵袭,邪聚肺中,气机不畅,酿生痰、热、毒、瘀等病理产物,日久形成肺部肿块。以正气不足为本,外邪侵袭为外在条件,痰、热、瘀、毒为标。本案中患者肺癌术后 1 年,术后耗伤正气,加之年入花甲,正气亏虚,命门不足,创伤未愈,伤及气阴,瘀毒互结于肺内,此为正虚邪恋,本虚标实之证,治疗上扶正祛邪、肺肾同治。方中生晒参、蜜炙黄芪、炒白术、茯苓、陈皮健脾益气,扶助正气,培土生金;浙贝母、前胡清热化痰,止咳平喘;桔梗宣肺止咳;石英质重,降气平喘;重楼、白花蛇舌草清热解毒;莪术、丹参、赤芍以活血化瘀、软坚散结;菟丝子、补骨脂、杜仲温补肾阳;熟地、酒萸肉、覆盆子以补肾填精,金水相生;麦冬、五味子养阴生津润肺;黄芩、干姜辛开苦降,调和脾胃。临证应灵活加减,顽痰者,可酌加皂角刺祛痰止咳;痰中带血者,可加大黄炭、蒲黄炭、白及、仙鹤草等止血;合并胸腔积液者,常用葶苈子、泽泻等泻肺利水平喘;口干者,常用石斛、玉竹等清热生津;咽部不适者,常用木蝴蝶、薄荷等清热利咽;鼻塞者,常用辛夷、苍耳子、细辛等宣通鼻窍;纳差者,常用鸡内金、炒麦芽、焦山楂等健脾开胃;大便干结者,常用火麻仁、郁李仁、决明子润肠通便;寐差者,常用酸枣仁、合欢皮、茯神等安神助眠。

────────── 郑·师·点·评 ──────────

　　肿瘤患者常伴有焦虑现象,故用药要重视调畅情志,配伍柴胡、香附、郁金等疏肝解郁、调畅气机之品,同时积极劝导患者保持心情舒畅。

案例 8

　　韩某,男,60 岁。2022 年 8 月 18 日初诊。

　　主诉:肝癌术后 1 年。患者 1 年前因肝恶性肿瘤于中山医院行介入治疗。刻下:患者胸闷胁胀,精神抑郁,神疲乏力,易怒,纳呆食少,腹胀,便溏不爽,嗳气,恶心、呕吐,懒言,舌淡苔微腻,舌下脉络粗胀、青紫,脉细弦。口服伦伐替尼、护肝片。有乙肝后肝硬化、慢乙肝病史。

　　中医诊断:肝癌(肝郁脾虚、痰瘀互结)。西医诊断:肝恶性肿瘤术后。

　　证机概要:肝郁脾虚、痰瘀互结。

　　治法:疏肝健脾、化瘀解毒。

　　方药:自拟疏肝消癥汤加减:醋柴胡 8 g,醋香附 10 g,麸炒枳实 10 g,麸炒白芍 10 g,川芎 10 g,生晒参 6 g,麸炒白术 10 g,茯苓 15 g,蜜炙甘草 6 g,蜜炙黄芪 20 g,丹参 30 g,重楼 15 g,白花蛇舌草 30 g,石见穿 20 g,肿节风 15 g,四叶参 15 g,醋青皮 10 g,夏枯草 10 g,山慈菇 10 g,蜈蚣 3 g,醋莪术 10 g,半枝莲 15 g,土鳖虫 6 g。14 剂,结合心理疏导,嘱其饮食清淡,避免辛辣刺激、油煎油炸之品。

　　二诊(2022 年 9 月 1 日):患者 2022 年 8 月 27 日如东县人民医院 MR 示肝脏癌介入及肝动脉栓塞术后,肝内多发异常强化灶。自诉转氨酶偏高。去四叶参、土鳖虫、炒白术、茯苓,加蛇霉 10 g、皂角刺 10 g、灵芝 10 g、玉竹 10 g、垂盆草 20 g、醋五味子 10 g。给予 21 剂服用,并嘱调畅情志和清淡饮食。嘱其保持情绪舒畅,饮食清淡。

三诊(2022年9月22日):患者2022年9月21日外院血常规示白细胞、中性粒细胞稍降低,血小板正常,AST、ALT轻度升高,肿瘤指标未见异常。去山慈菇、半枝莲,加牡丹皮10 g、仙鹤草20 g。给予21剂服用,并嘱调畅情志和清淡饮食。嘱其保持情绪舒畅,饮食清淡。

【按语】 中医认为肝癌病位在肝,涉及脾肺肾,尤其要重视脾胃,正如《金匮要略》所言:"见肝之病,知肝传脾,当先实脾"之说,指出肝病易传脾,故临床上肝癌患者常兼见脾气虚弱证,多见倦怠乏力、食欲不振、食后腹胀、大便溏薄、舌淡苔白、脉缓弱等。治疗应注重健脾益气,调节运化功能。脾胃健旺,则肝癌癌毒虽剧却多易除,若脾胃衰败,正气匮乏,则黄疸、腹水、血溢等变证丛生,预后凶险。故吾师在治疗本病时常补脾疏肝并用。方中柴胡,疏肝解郁,为君药,香附理气疏肝,助柴胡疏肝解郁;川芎行气活血止痛,助柴胡疏肝经之郁滞,二药相合,增其行气止痛之功,共为臣药;枳壳、陈皮理气行滞,白芍、甘草养血柔肝均为佐药,甘草兼调诸药,亦为使药。黄芪、太子参、白术、茯苓具有益气健脾、生津润肺功效,可恢复正气,可缓解脾虚食少、腹胀泄泻、便溏泄泻,且参、术、苓、草能组成四君子汤,对于脾虚患者更是有益。莪术具有行气解郁、散瘀止痛、清热解毒功效,可缓解湿热黄疸、气血凝滞、心腹胀痛、痈肿疮毒;青皮、枳实具有疏肝破气、消积化滞之效,可缓解胸胁胀痛、疝气疼痛、食积气滞;白花蛇舌草、半枝莲联合具有清热解毒、利水消肿、抗癌的功效。患者神疲纳少且有肝硬化迹象,为痰瘀互结之症,予丹参、石见穿、醋莪术活血化瘀,四叶参、山慈菇化痰散结,白花蛇舌草、半枝莲、夏枯草、重楼清热解毒,肿节风清热凉血,蜈蚣、土鳖虫以毒攻毒、活血通络。该方各中药材标本兼治,既扶正又祛邪,且不伤正,共同产生益气健脾、疏肝理气、清热解毒、活血化瘀的药效。二诊时患者MR示肝内多发异常灶,加蛇霉、皂角刺等清热解毒之品,与山慈菇、白花蛇舌草、半枝莲、夏枯草、重楼合奏解毒之功,以达消癥之效。同时加用灵芝、玉竹、垂盆草、五味子等保肝药。若临证见患者气滞明显,可加用香附、苏梗、木香增强疏肝理气之效;胁痛较甚者,可配伍郁金、延胡索、五灵脂、失笑散疏肝行气止痛;阴虚明显者可加女贞子、墨旱莲、黄精培补肝肾、养阴穴。王旭高云:"疏之更甚者,当养肝柔肝",故常配用乌梅、白芍、木瓜、甘草,即可柔肝化阴,又取其酸敛,以防疏泄太过。

─────── 郑·师·点·评 ───────

根据"引经报使"理论,在治疗肝癌时注意选用归肝经的中药,如柴胡、川楝子、地鳖虫、穿山甲等,以图药力能循经直达病所,可得桴鼓之效。

案例 9

刘某,女,52 岁。2022 年 10 月 7 日初诊。

主诉:肺癌 1 年。患者 1 年前发现肺癌,反复胸闷气喘,时有咳嗽咳痰,咳嗽呈阵发性刺激性呛咳,咳痰黏稠,量多,不易咯出,痰中带有血丝,现进行靶向药物阿来替尼治疗。刻下:大便溏泻,纳食不香,面色黧黑,形体消瘦,皮肤发黑、口唇爪甲紫暗,舌质淡红,边有紫气,苔白腻,脉沉。体重较前减轻 5 千克,患者既往体质一般,否认高血压、糖尿病、冠心病等病史,有 10 年吸烟史。

中医诊断:肺癌(正气亏虚、痰瘀互结证)。西医诊断:肺恶性肿瘤。

证机概要:肺金虚损,痰瘀互结,内聚成块,阻塞肺络。

治法:培土生金、化痰逐瘀。

方药:化痰逐瘀方加减:生晒参 6 g,茯苓 10 g,炒白术 10 g,当归 10 g,赤芍 10 g,白花蛇舌草 20 g,重楼 10 g,肿节风 15,石见穿 15 g,枳实 10 g,炒青皮 8 g,瓜蒌皮 10 g,炙黄芪 20 g,黄芩 10 g,牡蛎 15 g,半枝莲 15 g,桔梗 5 g。14 剂,水煎服。嘱患者戒烟酒,规律作息,合理饮食,调畅情志,配合遣方用药,从而调动机体免疫力,有利于早日去除病灶。

二诊(2022年10月21日):患者药后精神较前好转,自诉胸闷气喘较前明显缓解,仍有咳嗽、咯痰,痰量较多且带有血丝,舌质暗淡,苔白厚腻,脉沉。加用五味子10 g、诃子肉10 g、麦冬10 g、石斛10 g,加用云南白药同服,服法同前。

三诊(2022年11月5日):患者痰中带血已除,胸闷、咳嗽较前好转,诸症皆明显改善,停服云南白药,继服原方14剂,并嘱患者忌食辛辣、生冷刺激性食物,调整心态,积极与医生沟通并配合治疗,定期复查。

【按语】 中医学没有肺癌病名记载,根据临床表现归于"肺积"范畴。本病病位在肺,与脾、肾等脏关系密切,尤以脾为甚,病性属本虚标实。本病形成的基本病机为肺为娇脏,不耐寒热,易受外邪侵袭,导致本脏虚损。而肺脏虚损,则宣降功能失常,气滞血瘀,痰湿不化,日久成毒。土为金母,肺金亏虚导致脾土化源不足,气血生化乏源从而使肺气更虚。《杂病源流犀烛》云:"邪积胸中,阻塞气道,气不得通,为痰……为血,皆邪正相搏,邪既胜,正不得制之,遂结成有形之肿块。"痰结、血瘀和毒聚为肺癌的主要病理因素,痰瘀阻肺,肺失宣肃,气血失和,导致痰瘀互结,无形之病理产物久聚成有形之癌肿。本案中患者老年女性,长期吸烟,毒邪常常侵袭肺土,久则肺气亏虚,无力抗邪,痰湿、淤血停聚,日久积为有形之肿块。治宜培土生金、化痰逐瘀。方中生晒参益气健脾,生津润肺;加用黄芪、白术加强益气培本之效,是培土生金的具体体现,李士材在《医宗必读》中亦谓:"脾有生肺之能……土旺而生金,勿拘于保肺。";茯苓利水渗湿,与白术相配健脾以燥湿;瓜蒌皮归肺经,取其润肺化痰,利气宽胸之效;桔梗、枳实、青皮调理气机,一则可达疏肝理气之效,二则气行则血行、气行则湿化,以消痰瘀之实;当归、赤芍活血化瘀;白花蛇舌草、重楼、肿节风、石见穿、半枝莲清热解毒散结以祛邪;少量黄芩清热泻火解毒;牡蛎软坚散结,且药性平和无毒,可久用无弊。全方相辅相成,共凑培土生金、化痰逐瘀之效果。二诊时患者咳少量血丝,考虑癌病后期,伤及肺阴,肺络受损,则咯少量血丝,予五味子、诃子肉、麦冬、石斛四药益气养阴并加强止咳之效,佐以云南白药内服止血。三诊时患者症状较前明显改善,辨证治疗准确,守方续用。针对癌毒的治疗,郑亮教授提出"解毒"与"攻毒"两大法。具体而言,解毒当求因,辨清癌毒与哪种病理因素相结合,方可对因治疗。若痰毒胶结,用山慈菇、僵蚕、制天南星、夏枯草、白芥子等药化痰解毒;若热毒结合,用白花蛇舌草、半枝莲、漏芦、冬凌草、龙葵等药清热解毒;若瘀毒相合,用肿节风、狗舌草、炮穿山甲、莪术等药化瘀解毒。攻毒即"以毒攻毒",取其毒性以攻邪,例如动物药斑蝥有大毒,亦可药用破血逐瘀,散结消癥,攻毒蚀疮;矿物类药雄黄可燥湿祛痰,截疟;而虫类药蜈蚣、全蝎、水蛭等,善于走窜入络,搜剔逐邪,有祛瘀消坚、化痰散结、通络止痛之功,可引药力直达病所,搜毒、别毒、散毒,而增强疗效。

────────── 郑·师·点·评 ──────────

"脾胃乃后天之本",顾护脾胃,扶助正气,可使患者自身抗癌有源,脾土为肺金之母,二者在生理、病理上密切联系,因此采用培土生金法治疗肺癌尤为重要。

案例 10

刘某,男,47 岁。2022 年 8 月 8 日初诊。

主诉:结肠癌术后 1 年肝转移,再次术后复发。患者于 2021 年 5 月因结肠癌在本院行手术,术后化疗,2021 年 12 月发现肝转移,于上海中山医院再次手术,术后再次化疗,2 个月前再次发现肝转移,再次给予放、化疗,但疗效不佳,伴见白细胞下降、肝功能轻度异常。刻下:患者精神状态欠佳,面色少华,形体消瘦,神疲乏力,纳少,大便不成形,无黏液脓血、黑便,舌质淡,苔薄白,脉细弱。家属要求中药治疗。

中医诊断:肠癌(气阴两虚证)。西医诊断:结肠恶性肿瘤伴肝转移。

证机概要:真阴亏损,元气大伤。

治法:益气养阴。

方药:自拟养阴消癌方加减:生晒参 6 g,黄芪 30 g,玉竹 15 g,茯苓 10 g,炒白术 10 g,炒薏苡仁 20 g,山药 15 g,法半夏 8 g,麦冬 10 g,醋莪术 8 g,丹参 15 g,白花蛇舌草 20 g,重楼 10 g,半枝莲 15 g,葛根 10 g,焦六神曲 15 g,墓头回 10 g。14 剂,水煎服。并嘱患者忌食辛辣、生冷刺激性食物,调整心态,积极与医生沟通并配合治疗,定期复查。

二诊(2022 年 10 月 21 日):患者药后精神较前好转,夜寐欠佳,大便转好,舌质淡,苔薄白,脉细弱。加用酸枣仁 15 g、百合 15 g,给予 14 剂继续服用,服法同前。嘱患者戒烟酒、规律作息、合理饮食、调畅情志,配合遣方用药,从而调动机体免疫力,有利于早日去除病灶。

三诊(2022 年 11 月 10 日):患者药后症状均明显改善,复查肝功能示转氨酶较前稍有增高,舌质淡,苔薄白,脉细。原方加用垂盆草 15 g、五味子 10 g。服法同前。

【按语】 本例患者行结肠癌根治术伴肝转移,患者病程缠绵,多次手术耗损正气,加之术后多次性放化疗治疗正气进一步损伤,继而出现白细胞降低、肝功能轻度异常之象,正气大亏,脾胃运化功能减弱,继而出现纳少、大便溏烂之象。后天之本受损,运化失司,无力将水谷之精微化为气血,形体失荣则消瘦,面色失气血之荣润则苍白,舌质淡、苔薄白,脉细弱均为气血亏虚之象。吾师根据对消化道肿瘤多年的临床诊治经验,认为气阴两虚证是癌病复佐的主要证型,故此自拟养阴消癌方益气养阴清热、活血抗癌抗复发。方中以生晒参、黄芪、玉竹为君,补中益气,养阴扶正,其中生晒参大补元气、扶正固本。法半夏、麦冬、炒薏苡仁为臣,其中法半夏配麦冬,取麦冬益胃生津之意,法半夏燥湿化痰、降逆止呕、消痞散结,但麦冬有滑肠之弊,腹泻者常去之;炒薏苡仁健脾利湿止泻;久病入络,癌肿多由痰瘀热毒互结所致,故用丹参、莪术、墓头回增强活血散瘀、止痛理气之效;白花蛇舌草、半枝莲、重楼、黄芩清热解毒；葛根升举脾胃清阳之气而治下利；焦六神曲健脾消食和胃。该方至平至缓，药味醇正，扶正而不碍邪，祛邪而不伤正。二诊时患者夜寐欠安，阴虚火旺，投以酸枣仁、合欢皮清热养血安神。三诊时患者转氨酶较强稍高，加用垂盆草、五味子保肝降酶；药理试验表明垂盆草具有保肝降酶、免疫抑制、抗菌等作用；五味子一药《笔花医镜》一书将其列为补肝猛将，两药相合是吾师治疗转氨酶异常的常用组合。

— 郑·师·点·评 —

墓头回，又称败酱草，性味辛、甘，微寒，入胃、大肠、肝经，有清热解毒，消痈排脓，活血止痛之效，在破血散结方面的作用尤为显著，亦是肠痈、肺痈及各类癌病的常用药。

案例 11

宗某，女，46岁。2022年10月24日初诊。

主诉：小腹部疼痛间作2月余。2个月前，患者因卵巢癌术后并用紫杉醇＋卡铂化疗3次，手术部位疼痛，CT显示手术部位有渗出液，后腹腔有多发小淋巴结，甚则牵及全腹部，时有小腹部隐痛，阴道残端炎症出血。刻下：患者腹部疼痛，有冰凉感，形体消瘦，面色苍白，舌质淡红，苔黄腻，脉细。2022年10月21日如东县人民医院检查D-二聚体：1 744 μg/L。有甲状腺结节、乳腺结节、肺结节病史。

中医诊断：癌类病（正虚邪恋）。西医诊断：卵巢恶性肿瘤术后并化疗。

证机概要：正气亏虚、余邪留伏。

治法：扶正益气、解毒化瘀。

方药：四君子汤合半夏泻心汤加减：法半夏10 g，黄连6 g，黄芩10 g，干姜3 g，大枣10 g，生晒参6 g，麸炒白术10 g，茯苓10 g，麸炒苍术10 g，姜厚朴10 g，陈皮8 g，砂仁（3 g）1包，蜜炙黄芪30 g，重楼

10 g,白花蛇舌草 15 g,肿节风 15 g,四叶参 10 g,猫人参 10 g,猫爪草 10 g,醋莪术 8 g,牡丹皮 10 g,赤芍 10 g,金银花 10 g,盐车前子 1 包。14 剂,结合心理疏导,嘱其饮食清淡,避免辛辣刺激、油煎油炸之品。

二诊(2022 年 11 月 3 日):患者第 4 次化疗 1 周后,仍腹部疼痛,嗳气时作,时有腹泻,阴道瘙痒,稍有分泌物,舌质淡,苔白腻,脉细。原方去半夏、黄连、黄芩、干姜、大枣、砂仁、牡丹皮、赤芍;加用半边莲 30 g,石见穿 15 g,生地榆 30 g,丹参 20 g,小茴香 6 g,乌药 10 g,高良姜 8 g,麸炒枳实 10 g,醋青皮 8 g。给予 14 剂服用,并嘱调畅情志和清淡饮食。嘱其保持情绪舒畅,饮食清淡。

【按语】 中医认为卵巢癌病位在卵巢,其发生与肝、脾、肾及冲脉、任脉、督脉、带脉密切相关,其生成多因正气素虚、七情内伤、脾虚痰阻、气滞血瘀,病机为正虚邪袭,痰气瘀毒互结成块,总属本虚标实之证。卵巢癌起病隐匿,确诊的患者中 70% 的发现已是晚期,主要治疗方式是手术和铂类药为基础的化疗。手术及化疗药物在治疗过程中,难免刺激到腹腔、肠管,从而使患者出现腹痛的症状。且晚期癌灶广泛,本就损伤了患者的胃肠功能,甚至进一步因种植性转移导致腹水形成,加重腹痛的症状,影响了患者的生存质量。本案中患者卵巢癌术后 2 月,耗气伤血,且化疗药药性峻烈,多为"热毒"之邪,易攻伐失度,伤及气阴,以致瘀毒互结体内,阴阳失衡,病情错综复杂,治疗上扶正祛邪兼顾。方中半夏散结消痞;黄芩、黄连泻热开痞;干姜温中散寒;大枣甘温益气;生晒参、蜜炙黄芪、炒白术、茯苓健脾益气,扶助正气;苍术、砂仁燥湿健脾,行气化湿;厚朴、陈皮除湿散满,理气化痰;重楼、白花蛇舌草、金银花清热解毒;四叶参、猫人参、猫爪草为郑师之参草合剂以防癌抗瘤;肿节风解毒散结;莪术破血行气;丹皮、赤芍清热凉血,活血化瘀,全方共奏扶正益气、解毒化瘀之效。二诊患者仍腹痛时作,苔由黄腻转白,原方去苦寒之品,加乌药、青皮、枳实行气疏肝;茴香、高良姜散寒止痛;半边莲、石见穿清热解毒,防癌抗瘤;加生地榆、丹参清热凉血止血。临证应灵活加减:若患者虚火偏亢,则酌加用龟板、鳖甲、石斛、知母、黄柏等以滋阴清火；若患者情志抑郁明显，加用柴胡、郁金、香附、青皮、川楝子等增强疏肝解郁；偏于脾阳虚弱而见神疲乏力、少气懒言、纳少、便溏的患者，可加山药、薏苡仁、扁豆健脾益气；偏于肾阳虚衰、面色苍白、怯寒肢冷、腰膝酸冷疼痛的患者，可酌加肉桂、仙茅等以温补肾阳。

郑·师·点·评

卵巢癌的病机以正虚邪实为主，临证用药以清热解毒类和补气类药物为主，在此基础上常可配伍清利下焦之药。

五、肝胆疾病医案

案例1

赵某,男,26岁。2022年8月4日初诊。

主诉:右胁肋部隐痛间作1月余。患者1个月前无明显诱因出现右胁部隐痛,伴有胀闷感,脘腹胀满,时觉倦怠乏力,周身困重,食欲不振,大便黏滞不爽,舌质淡,体胖大,苔白腻,脉弦滑。形体肥胖,平素少量饮酒,喜食油炸、甜食等。身高:175 cm,体重:82 kg,BMI:26.80 kg/m²。1周前至我院体检,B超示:中度脂肪肝。生化指标:ALT:72 U/L,AST:60 U/L,γ-GT:155 U/L,TC:5.90 mmol/L,TG:2.23 mmol/L。

中医诊断:肝着(脾虚痰阻)。西医诊断:脂肪肝

证机概要:脾虚失运,气滞中焦,痰浊内生,痰与瘀结,滞于肝络。

治法:健脾理气,化湿祛痰,护肝降脂。

方药:大柴胡汤合化浊降脂方加减:柴胡5 g,黄芩10 g,茯苓15 g,黄芪30 g,丹参30 g,生山楂10 g,苦丁茶10 g,绞股蓝10 g,泽泻10 g,荷叶10 g,生大黄10 g,五味子15 g,垂盆草20 g,灵芝10 g,玉竹10 g。7剂,嘱其饮食清淡,避免辛辣、油腻、甜食之品,多运动。

二诊(2022年8月11日):患者服药后右胁部隐痛较前好转,闷胀感减轻,食欲转佳,大便偏稀,日行3～4次,舌质淡,体胖大,苔白稍腻,脉弦滑。治疗基本同前,原方加炒苍术10 g、生薏苡仁20 g加强祛湿之效。7剂。

三诊(2022年8月18日):患者服药后右胁部无明显不适,乏力缓解,偶感周身困重,纳食尚可,时感食后胀满,大便偏稀,日行2～3次。舌质淡,体稍胖大,苔白,脉弦。治疗仍以健脾化湿、祛痰降脂为主。原方将生大黄降至6 g,加厚朴10 g,继进7剂。

四诊(2022年8月25日):患者服药后诸证消除,无特殊不适,舌质淡,苔薄白,脉弦,去生大黄,继进7剂。

治疗个 2 月后复测体重：70 kg，BMI：22.88 kg/m²。复查 B 超示：未见明显异常。生化指标：ALT：40 U/L，AST：38 U/L，γ-GT：112 U/L，TC：5.51 mmol/L，TG：1.63 mmol/L。继续嘱其饮食清淡，多运动。

【按语】　本病病位在肝，涉及脾胃，病机为脾虚失运，气滞中焦，痰浊内生，痰与瘀结，滞于肝络。治疗当以健脾理气，化湿祛痰，护肝降脂。本患者为青年男子，平素饮食肥甘厚腻过度，导致脾虚失运，水谷不化聚为痰湿，影响肝之疏泄，痰湿为病理基础。本次治疗以大柴胡汤联合化浊降脂方加减为主。柴胡疏肝解郁，复肝之疏泄，改善患者代谢；黄芩清热燥湿，黄芩苷具有抗炎利胆、降胆固醇的作用；茯苓健脾利湿，既调节胃肠道免疫又能抗炎保肝；黄芪补气健脾以培土，并能减轻肝损伤；丹参活血祛瘀，能修复损伤的肝细胞，黄芪与丹参等量配比为郑亮教授经验保肝对药；五味子性酸入肝，垂盆草清热利湿，灵芝理气化瘀、滋肝健脾，三者合用不仅能保肝降酶，并能提高免疫力；生大黄泻下，有降低血清甘油三酯及胆固醇的作用；生山楂、苦丁茶、绞股蓝、泽泻、荷叶为化浊降脂方中药物，生山楂擅于消食散瘀，行气散结，有良好降脂功效；苦丁茶皂苷有显著降血脂的作用；绞股蓝祛痰化瘀，其多糖成分有保肝作用；泽泻功能利水渗湿，化浊降脂，治疗高脂血症有确切疗效；《本草纲目》言荷叶"补助脾胃，涩清浊，散瘀血"，降脂减肥效果颇佳；玉竹养阴润燥，防燥湿伤阴，能维持脂质正常代谢及减轻肝脏炎症反应。

—————— 郑·师·点·评 ——————

脂肪肝与脾失运化、肝失疏泄相关，总以痰湿浊瘀为病理因素，若瘀血较重，见口唇紫暗或有瘀斑者，可酌加丹参、三七、莪术等以活血化瘀。

案例 2

许某,女,45 岁。2021 年 10 月 13 日初诊。

主诉:右上腹疼痛间作半年,加重 1 周。半年前患者右上腹疼痛不适反复发作,与情绪变化有关。1 周前外院 B 超检查示:胆囊内泥沙样结石(最大 0.6 cm)。1 周前患者与同事争吵后右上腹疼痛加重,两胁窜通连及肩背,伴有顶胀感,胃部隐痛,时有嗳气,食欲不振,口苦,入睡困难,大便偏干,2 日 1 行,舌质红,苔薄黄,脉弦。平素性情急躁,月经尚调。

中医诊断:石淋(气郁结石)。西医诊断:胆石症。

证机概要:肝气郁结,气郁化火炼液成石。

治法:疏肝行气,利胆排石。

方药:小柴胡汤合排石汤加减:柴胡 8 g,法半夏 10 g,延胡索 10 g,枳实 10 g,香附 10 g,青皮 8 g,党参 15 g,黄芩 10 g,金钱草 20 g,海金沙 20 g(包煎),鸡内金 10 g,金银花 10 g,郁金 10 g,虎杖 20 g,赤芍 10 g,丹参 20 g,生大黄 6 g。7 剂,每日 1 剂,水煎取汁 300 mL,饭前或饭后 2 小时后内服,每日煎服 2 次。医嘱其多饮水,清淡饮食,忌食油腻辛辣刺激食物,放松心情,减轻精神压力。

二诊(2021 年 10 月 23 日):药后右上腹部疼痛明显减轻,胃痛好转,嗳气减少,尚诉纳食不香,偶觉晨起口苦,失眠间作,大便质软,日行 1～2 次,自诉大便中可见结石,舌质偏红,苔薄黄,脉弦。辨证同前,原方去香附、法半夏,加焦山楂 10 g、炒麦芽 10 g、合欢皮 10 g、酸枣仁 20 g,7 剂。

三诊(2021 年 11 月 10 日):近期情绪较稳定,饮食规律,未再出现右上腹疼痛,无明显胃部不适,无嗳气,口苦已除,夜寐转安,大便调,舌质淡红,苔薄,脉小弦。柴胡 8 g、枳实 10 g、党参 15 g、黄芩 10 g、金钱草 20 g、海金沙 20 g(包煎)、鸡内金 10 g、金银花 10 g、郁金 10 g、虎杖 20 g、赤芍 10 g、合欢皮 10 g、酸枣仁 20 g。给予 7 剂继续服用。

四诊(2011 年 1 月 25 日):患者无特殊不适,纳佳,眠安,便调,舌质淡,苔薄,脉小弦。继用上方随证微调出入予服。患者前后经过1月治疗,各项临床症状全部消失,复查B超示:胆囊内泥沙样结石(最大者直径0.2 cm)。嘱患者多饮水,清淡饮食,适当运动,保持心情舒畅。

【按语】 胆石症是临床较为常见的肝胆系疾病,包括胆囊及胆管内结石。轻者可无明显症状,临床常见右上腹部疼痛不适、疼痛放射至肩背部、腹胀等症状。结石嵌顿时易并发感染,引起急性胆囊炎、急性化脓性胆管炎、黄疸等。本病病位在胆,与肝密切相关,常涉及脾脏。病机为肝胆疏泄失常,湿、瘀、热为主要病理因素,治疗以疏肝利胆排石为主,辅以清热化湿、活血化瘀、益气健脾等。郑亮教授强调肝郁气滞在胆石症发病中的重要作用,认为本病多因情志失调,肝气郁结,气郁化火炼液成石而致。中药治疗的同时注意多饮水,清淡饮食,保持心情舒畅,慎勿郁怒,饮食与情志相配合治疗收效。排石汤是郑亮教授的特色经验方,以6味中药为基础,包括金钱草、海金沙、鸡内金、金银花、郁金、虎杖,并以柴胡疏肝散加减疏理肝气,解肝郁之本;情志郁结化热明显者,加钩藤、贯叶金丝桃清肝热;胁肋胀痛明显时,加用川楝子、延胡索、木香、白芍等行气止痛;胆石症会出现不同程度的梗阻,可以通过通便的方法使郁滞的胆汁及胆石有所出路,加大黄、芒硝促进胆汁、胆石排泄,亦有从肠道泻热之用;胆石症患者往往伴有胆囊炎、胆道系统管壁水肿,致管壁毛糙水肿、管径缩小,活血药物可改善微循环,有利于炎症、水肿的吸收,因此相应加入虎杖、三七、赤芍、丹皮、当归等活血化瘀的药物。

────── 郑·师·点·评 ──────

胆石症与情志因素密切相关,临床亦常见肝郁气滞型的胆石症患者,因而诊治时应当注重疏肝解郁,调畅气机。

案例 3

鲁某，男，35 岁。2022 年 2 月 8 日初诊。

主诉：右侧胁肋部胀痛半月余。患者近半月感右胁肋部胀痛，胃纳亢且易饥饿，多食胃胀显著，口干口苦口黏，常熬夜，夜寐欠佳，大便不爽，日行 2～3 次，舌质红，边有齿痕，苔黄稍腻，脉弦滑，形体肥胖。自诉平素工作压力大，心烦易怒，日常喜静少动，时感身重乏力，活动后汗出明显。有烟酒史 10 余年。身高：172 cm，体重：80 kg，BMI：27.02 kg/m²。3 天前于外院体检，B 超示：中度脂肪肝；生化指标：ALT：78 U/L，AST：72 U/L，TC：5.97 mmol/L，TG：3.15 mmol/L，尿酸：448 μmol/L。

中医诊断：肝着（肝郁湿热证）。西医诊断：脂肪肝、高尿酸血症。

证机概要：肝郁脾虚，疏泄、运化失常，痰湿内生，久蕴化热，湿热反胶着肝脾。

治法：疏肝健脾、清热化湿。

方药：柴胡疏肝散合化浊降脂方加减：柴胡 6 g，香附 10 g，郁金 10 g，枳壳 10 g，赤芍 10 g，川芎 6 g，陈皮 6 g，黄芪 20 g，丹参 20 g，五味子 15 g，垂盆草 20 g，玉竹 10 g，土茯苓 20 g，萆薢 10 g，虎杖 20 g，绞股蓝 10 g，苦丁茶 10 g，生山楂 10 g，荷叶 10 g，炙甘草 5 g。7 剂。嘱其调整饮食及作息时间，多饮水，清淡饮食，少食动物内脏、海鲜等，注意休息，慎勿忿郁，多运动。

二诊（2022 年 2 月 15 日）：患者服药后右胁部胀痛好转，口干口苦、身重感减轻，食多仍胃胀，夜寐差，大便基本同前，舌质红，边有齿痕，苔黄稍腻，脉弦滑。去陈皮、川芎，加莱菔子 10 g、合欢皮 10 g、酸枣仁 20 g、决明子 10 g。7 剂。

三诊（2022 年 2 月 22 日）：患者服药后右胁部胀痛不显，稍口黏，食后胃胀明显减轻，无明显胃纳亢进，夜寐转安，大便偏稀，日行 4～5 次，舌质偏红，苔薄黄稍腻，脉弦小滑。原方继进 7 剂。

四诊（2022 年 3 月 1 日）：患者诸证已除，此次就诊无不适主诉，舌质淡红,苔薄黄,脉弦,决明子减至 6 g、去莱菔子,继进 7 剂。

治疗 2 个月后患者体重下降 7 kg,复查 B 超示:未见明显异常。肝功能、血脂基本正常,尿酸下降至 402 μmol/L。继续嘱其控制饮食,调整情绪,多运动。

【按语】 本病病位在肝,见肝脾同病,病机为肝郁脾虚,疏泄、运化不调,痰湿内生,久郁化热,湿热互结蕴于肝脾。治疗当以疏肝健脾,清热化湿、化瘀通腑。本患者平素工作压力大,肝气常郁结,又饮食不节,脾胃受损,因而出现肝脾同病,导致痰浊膏脂难化,日久郁而化热,热湿搏结而成本证。方用柴胡疏肝散合化浊降脂方加减。柴胡疏肝散出自《景岳全书》:"若外邪未解而兼气逆胁痛者,宜本方主之",有疏肝理气、活血止痛的功效,临床中常将此方用作抗肝脏损害、增强脂质代谢的基础方,而结合患者存在湿热蕴结的特质,换用赤芍以清肝热、凉血祛瘀;郁金性寒,可除肝胆湿热,能降低转氨酶,保护肝脏;土茯苓除湿利关节,其中的黄酮类成分具有抑制黄嘌呤氧化酶活性、促进尿酸排泄、缓解炎症反应等多靶点的综合作用;萆薢通泻化浊,善清脾胃湿浊,可祛浊分清,与土茯苓同用是良好降尿酸的药对;用虎杖利肝胆湿热、清热散瘀,配合丹参活血化瘀,不仅能降低患者血脂水平,减轻肝脏组织中的脂质沉积,减少肝细胞大泡性脂肪变,且有调节血糖水平的作用。续用丹参、黄芪、五味子、垂盆草保肝降酶;玉竹养阴防燥;化浊降脂方降脂护肝;炙甘草调和诸药。

———————— 郑·师·点·评 ————————

湿热之邪具有阴阳双重属性,即湿之阴邪与热之阳邪互结,具有黏滞、缠绵、易阻遏气机的特性,湿热较重时可用黄连、黄芩、栀子。

案例 4

陈某,男,38 岁。2021 年 6 月 3 日初诊。

主诉:胁痛、乏力 10 天。患者有乙肝小三阳病史 5 余年,10 天前患者过度劳作后自觉右胁部胀痛,满闷不舒,全身乏力,厌油纳差,口苦,稍口干,夜寐尚可,二便尚调,舌质红,苔黄腻,脉弦细。三天前至外院检查发现肝功能指标异常:AST:104 U/L、ALT:112 U/L、GGT:78 U/L、ALP:68 U/L、TBIL:13.8 μmol/L,HBV-DNA:5.030×10³ copies/mL,B 超未见明显异常。

中医诊断:肝郁(湿热互结证)。西医诊断:慢性乙型肝炎。

证机概要:肝郁脾虚,痰湿不运,阻滞中焦,郁而化热,湿与热结,胶结难解。

治法:疏肝健脾,清热化湿。

方药:小柴胡汤加减:柴胡 10 g,香附 10 g,枳壳 10 g,赤芍 10 g,川芎 6 g,陈皮 6 g,法半夏 10 g,黄芩 10 g,茯苓 10 g,白术 10 g,虎杖 20 g,茵陈 15 g,黄芪 30 g,丹参 30 g,垂盆草 20 g,五味子 10 g,灵芝 10 g。14 剂,每日 1 剂,水煎取汁 300 mL,饭前或饭后 2 小时后内服,每日煎服 2 次。医嘱:清淡饮食,禁烟酒及有肝损的药物,心情调畅。

二诊(2021 年 6 月 17 日):药后右胁部胀痛较前减轻,时有腹胀不适,乏力、口苦好转,尚觉纳食一般,舌质偏红,苔黄稍腻,脉弦细。去法半夏,柴胡减量至 8 g,加苍术 10 g、焦山楂 10 g。14 剂。

三诊(2021 年 7 月 1 日):乏力、胁肋疼痛较前明显减轻,口苦不显,食欲转佳,寐可,二便调,舌质偏红,苔黄稍腻,脉弦细。柴胡 8 g、香附 10 g、枳壳 10 g、白芍 10 g、川芎 6 g、陈皮 6 g、黄芩 10 g、茯苓 10 g、白术 10 g、虎杖 20 g、茵陈 15 g、黄芪 30 g、丹参 30 g、垂盆草 20 g、五味子 10 g、灵芝 10 g、焦山楂 10 g、苍术 10 g,给予 14 剂继续服用。

四诊(2021 年 7 月 15 日):无特殊临床不适,乏力、胁痛不显,口苦已除,纳寐可,二便调,舌质淡红,苔薄黄,脉弦细。继用上方随证微调出入予服。患者经过 2 月余治疗,复查乙肝两对半:抗 HBcAb(+),

余项阴性；ALT、AST、HBV-DNA 均正常。

【按语】 慢性乙型肝炎由乙型肝炎病毒感染（HBV）引起，是危害人类健康和生活质量的传染性疾病。临床主要表现为胁肋部不适、疲乏、食欲减退等，常伴有肝功能异常。HBV 感染可引肝脏损伤，出现肝炎、肝硬化甚至原发性肝癌，因而现代治疗主要以抗病毒为核心。本病病位在肝，与脾密切相关，病机为肝郁脾虚，痰湿不运，阻滞中焦，郁而化热，湿与热结，胶结难解。治疗以疏肝健脾、清热化湿为主。郑亮教授认为本病应着眼于厥阴肝木与太阴脾土皆有所伤，湿热邪气郁而不散，血行不畅而为瘀，本质为邪实正虚，虚实夹杂，甚则火热炼液，煎熬真阴，导致津血营阴亏损，加重脏腑损伤。本案中患者既往有乙肝病史 5 余年，本有邪毒伏肝，此次因过度劳作，机体虚弱而毒邪趁机侵肝，肝伤连及脾胃，因肝主筋、脾主四肢肌肉，肝脾同病则见全身乏力；又因湿热郁结，肝胆疏泄不畅，津不上乘，见口苦口干；湿热阻滞中焦，影响脾胃纳运，故见食欲不振。本次治疗以经典方剂柴胡疏肝散为基础，肝脾气滞重者加香附、青皮、佛手、香橼、枳实、木香等擅理气之品；若肝郁化火当泻肝经郁热，灼加丹皮、栀子；湿邪偏重者用薏苡仁、苍术、厚朴、砂仁等化湿的同时适当配伍健脾化湿之品，取脾健运则水湿自除之意；若邪热偏重，选用黄芩、大黄等清热解毒，与茵陈同用，则有茵陈蒿汤之秒用。慢性乙肝患者时有情绪调节障碍，郑亮教授治疗上主疏肝开郁、健脾理气，恢复肝脾功能，亦主张心态调和则肝气畅达，故临床多嘱患者心情愉悦。

————— 郑·师·点·评 —————

肝郁脾虚为慢性乙肝的病机关键，处方时常注重肝脾同治，兼清热化湿、活血化瘀等，若病久伤阴，亦可加用鳖甲滋阴。

案例 5

张某,男,46岁。2022年4月27日初诊。

主诉:腹部膨隆伴双下肢水肿3年,加重1个月。患者酒精性肝硬化病史8年,近3年反复腹水及双下肢水肿,已经过利尿、补充白蛋白、放腹水等治疗。1个月来患者自觉腹水、双下肢水肿呈进行性加重,腹胀,食欲不振,乏力,失眠难寐,小便短黄,常便秘,舌质淡红,舌底脉络迂曲,苔薄腻,脉弦滑。自诉有饮酒史近20年,每日半斤至1斤白酒,已戒酒8年。查体:形体偏瘦,全身皮肤黏膜及巩膜轻度黄染,可见肝掌及蜘蛛痣,腹稍膨隆,移动性浊音阳性,双下肢凹陷性水肿。生化指标:TBIL:36.4 μmol/L,DBIL:20.6 μmol/L,IBIL:24.3 μmol/L,ALB:30.5 g/L,ALT:62 U/L,AST:96 U/L,ALP:164 U/L。

中医诊断:臌胀(正虚湿瘀证)。西医诊断:酒精性肝硬化、腹腔积水。

证机概要:酒毒伤肝脾,肝脾同虚,气、湿、瘀互结,停于腹中,发为臌胀。

治法:疏肝健脾、利水消肿、理气活血。

方药:柴胡疏肝散合四君子汤合苓桂术甘汤加减:柴胡8 g,香附10 g,枳壳10 g,赤芍10 g,川芎10 g,陈皮8 g,生黄芪30 g,丹参30 g,茵陈15 g,鳖甲30 g,玉竹10 g,垂盆草20 g,白花蛇舌草20 g,车前子20 g包煎,大腹皮10 g,泽泻15 g,生晒参8 g,白术10 g,茯苓15 g,桂枝8 g,生大黄8 g,炙甘草6 g。7剂,嘱其易消化的蛋白质饮食,限制摄入油、盐、水,禁食油腻刺激偏硬食物,避免劳累,注意休息。

二诊(2022年5月4日):患者服药后腹胀、双下肢水肿减轻,乏力稍缓解,食欲、睡眠一般,仍有大便干的现象,舌质淡红,舌底脉络迂曲,苔薄腻,脉弦滑。原方加芒硝1 g缓大便干燥。7剂。

三诊(2022年5月11日):患者以上诸证均有好转,此次就诊主诉纳食欠佳,食之无味,予以调整方药,去除芒硝、大腹皮,加沉香曲3 g,7剂。

四诊(2022年5月18日)：患者腹胀、双下肢水肿基本已除，纳食转佳，诉双下肢疲软，舌质淡，苔薄，脉弦。加人中白10 g、三七片5 g，继进7剂。复测生化指标：TBIL：28.2 μmol/L，DBIL：17.1 μmol/L，IBIL：19.2 μmol/L，ALB：33.5 g/L，ALT：53 U/L，AST：78 U/L，ALP：130 U/L。

　　【按语】 本病病位在肝，涉及脾、肾、肺，病机为酒毒为患，肝脾皆伤，日久正虚，水湿代谢无力，加之气郁不畅，血瘀不行，气、湿、瘀互结，停于腹中。治疗当以疏肝健脾、利水消肿、理气活血。本次治疗以柴胡疏肝散合四君子汤合苓桂术甘汤加减为主。柴胡、香附疏肝行气，调理气机；赤芍活血散瘀止痛；枳壳理气宽中，行滞消胀；陈皮理气健脾燥湿；川芎行气开郁，活血止痛，现代研究发现柴胡疏肝散有抗肝纤维化、调节免疫的作用；生黄芪更擅长补气、利水消肿，与丹参同用，补气健脾利水兼活血祛瘀，能减少肝细胞损伤和凋亡；患者转氨酶升高，更加垂盆草保肝降酶；鳖甲活血化瘀，软坚散结，善养肝除积而不伤正，其中的有效成分能减少结缔组织增生以及促进血浆白蛋白生成；玉竹药性清润平和，滋养肝阴，柔润肝体；茵陈利湿退黄，为治疗黄疸的要药；白花蛇舌草利湿解毒散瘀，能通过多种靶点改善肝纤维化；大腹皮既能利水消肿，又能行气宽中，使气行水行，腹胀得除；车前子滑利，善利尿通淋，消除水肿胀满；茯苓、泽泻培土祛湿，消导水湿；生晒参大补元气以补虚；白术健脾益气，祛湿利水；生大黄泻下通肠，减少内毒素生成，通便兼能预防肝性脑病；桂枝与白术、茯苓、甘草同用为苓桂术甘汤之意，功能温阳化饮，健脾利湿；炙甘草益气并调和诸药。

────────── 郑·师·点·评 ──────────

　　腹水是肝硬化失代偿期最常见且严重的并发症之一，治疗腹水时应该始终贯彻扶正祛邪的原则，补虚的同时兼顾行气、利水、化瘀。

案例 6

蒋某,男,54 岁。2022 年 3 月 3 日初诊。

主诉:肤目黄染伴腹胀间作 3 天。3 天前患者出现腹胀、全身皮肤及巩膜黄染,昨日至我院查生化:TBIL:67.7 μmol/L,DBIL:33.5 μmol/L,IBIL:54.2 μmol/L,ALT:73 U/L,AST:97 U/L,GGT:62 U/L。B 超:肝内回声密集,胆囊壁增厚,肝囊肿。刻诊:患者腹胀,食后加重,周身皮肤及巩膜黄染,口苦,恶心干呕,纳差,便秘,舌红苔黄腻,脉弦滑。患者既往有饮酒史 30 余年,每次约 4 两白酒,未戒酒。否认肝炎病史。

中医诊断:黄染(湿热郁蒸)。西医诊断:黄疸。

证机概要:湿困中焦,日久化热,熏蒸脾胃肝胆,致肝失疏泄,胆液不循常道。

治法:清热利湿,疏肝利胆。

方药:柴胡疏肝散合茵陈蒿汤加减:柴胡 10 g,枳壳 10 g,川芎 10 g,陈皮 8 g,茵陈 15 g,栀子 8 g,生大黄 6 g,虎杖 15 g,赤芍 10 g,丹参 20 g,法半夏 10 g,黄芩 10 g,金钱草 20 g,郁金 10 g,金银花 10 g,鸡内金 10 g,党参 15 g。7 剂,每日 1 剂,水煎取汁 300 mL,饭前或饭后 2 小时后内服,每日煎服 2 次。配合口服熊去氧胆酸(优思弗),每次 250 mg,每日 2 次。医嘱:低脂高蛋白饮食,禁烟酒。

二诊(2022 年 3 月 10 日):患者诸证均较前有所好转,但此次就诊诉皮肤瘙痒,四肢为主,舌质红,苔黄腻,脉弦滑。原方加蝉蜕 8 g、地肤子 10 g、白鲜皮 10 g。

三诊(2022 年 3 月 17 日):患着药后周身皮肤及巩膜黄染情况较前减轻,腹胀、恶心、口苦、皮肤瘙痒较前缓解,食欲较前恢复,大便偏稀,日行 2～3 次,舌质偏红,苔黄腻,脉弦滑。辨证同前,守方出入,药用:柴胡 10 g,枳壳 10 g,茵陈 15 g,栀子 8 g,生大黄 3 g,虎杖 15 g,赤芍 10 g,丹参 20 g,金钱草 20 g,郁金 10 g,金银花 10 g,黄芩 10 g,丹皮 10 g,党参 15 g,水牛角 20 g,蝉蜕 8 g,地肤子 10 g,白鲜皮 10 g。

7剂。

四诊(2022年3月24日):患者无特殊不适,纳食尚可,便调,舌质红,苔黄稍腻,脉弦。继用上方随证微调出入予服。患者前后经过1月治疗,各项临床症状基本全部消失。复查生化指标:TBIL:13.7 μmol/L,DBIL:5.5 μmol/L,IBIL:8.2 μmol/L,ALT:32 U/L,AST:38 U/L,GGT:45 U/L。B超:肝囊肿。

【按语】 中医对黄疸的研究由来已久,如《素问•论疾诊尺篇》言:"身痛而色微黄,齿垢黄……黄疸也",《景岳全书》言:"黄疸一证……曰阳黄,曰阴黄,曰表邪发黄,曰胆黄也。"黄疸是由于胆红素代谢障碍而引起血清内胆红素浓度升高所致,以目身黄染、小便黄赤为主要症状,临床分为肝细胞性黄疸、溶血性黄疸、梗阻性黄疸。本病病位在肝,涉及脾胃,病机为湿困中焦,日久化热,熏蒸脾胃肝胆,致肝失疏泄,胆液不循常道,随血泛溢,浸淫肌肤而发黄,治疗当以清热利湿,利胆退黄。本次治疗以柴胡疏肝散合茵陈蒿汤加减为主。茵陈蒿汤为治疗黄疸经典方剂,清热利湿逐瘀退黄并重,《伤寒论条辨》曰:"茵陈逐湿郁之黄,栀子除胃家之热,大黄推壅塞之瘀。三物者,苦以泄热,热泄则黄散也。"茵陈入肝胆经,苦泄下降,微寒清热,利湿退黄,善清脾胃肝胆湿热,使之从小便出,故为治黄疸之要药;栀子苦寒,泻火除烦,善泄三焦之湿热,使湿从小便而出;大黄泻热逐瘀,通利大便,导瘀热由大便而下。茵陈蒿汤能够修复损伤的肝细胞,使之快速恢复和增强肝脏解毒功能,通过减缓肝细胞的凋亡来控制肝纤维化;能促进胆汁分泌与排泄,促进胆红素及胆汁中胆酸、固体物质的排泄。食欲不振明显者,再加六神曲、炒麦芽;脘腹胀闷明显者,加炒莱菔子、木香;双下肢水肿者,加猪苓、玉米须、泽泻;湿热郁火灼津者,加芦根、沙参、麦冬、生地黄等清郁热、养阴液;若失眠寐差,加合欢皮、酸枣仁、百合以助睡眠。

———————— 郑·师·点·评 ————————

　　黄疸多责之于湿,湿郁生热,湿热郁蒸而成疸。而黄疸后期,正气耗散,可在清热化湿的基础上加酸性收敛之品,如五味子、乌梅等。

案例7

　　张某,男,66岁。2021年3月3日初诊。

　　主诉:上腹部隐痛伴恶心、呕吐间作2年余。2年前患者因肝癌行肝左叶切除术,术后时感恶心呕吐,上腹部隐痛不适,口苦,平素畏寒喜暖,劳累后汗出较多,情绪不稳,易急躁。半月前感右上腹隐痛较前加重,伴胀闷感,口苦纳差,乏力,胃部怕冷,失眠难寐,大便干结,2~3日一解,舌质淡,苔薄黄腻,脉弦细。至本院查B超示:肝左叶切除术后、肝内胆管积气伴多发结石,可见大者约4 mm×4 mm。

　　中医诊断:胁痛(少阳太阴合病)。西医诊断:肝恶性肿瘤(肝左叶切除术后)、肝内胆管结石。

　　证机概要:脾阳不振,失于健运;肝郁失疏,化火炼液成石。

　　治法:平调寒热、清肝暖脾、利胆排石。

　　方药:柴胡疏肝散合排石汤加减:柴胡6 g,香附10 g,枳实10 g,川芎10 g,白芍15 g,党参15 g,白术10 g,茯苓10 g,升麻10 g,桂枝8 g,干姜5 g,黄芩10 g,金钱草20 g,海金沙20 g[包煎],鸡内金10 g,金银花10 g,郁金10 g,虎杖20 g,黄芪30 g,丹参30 g,生大黄6 g,炙甘草6 g。7剂,嘱其饮食清淡,限制脂肪及胆固醇的摄入,避免辛辣刺激食物,心情舒畅。

　　二诊(2021年3月10日):患者右上腹部疼痛、闷胀感均好转,偶有恶心干呕,纳食趋于正常,大便较前顺畅,仍觉夜寐欠佳,舌质淡,苔薄黄腻,脉弦细。

　　治疗基本同前,原方将茯苓10 g改为茯神15 g,白芍降至10 g。7剂。

三诊(2021年3月17日):患者右上腹部疼痛明显减轻,乏力、口苦缓解,纳食尚可,大便偏稀,日行2~3次。予以调整方药,枳实改枳壳10 g,去桂枝,干姜降至3 g。继进7剂。

　　四诊(2021年3月24日):患者腹痛基本已除,稍口苦、乏力,纳食尚可,夜寐安好,大便通畅,舌质淡,苔薄,脉弦。继进7剂,后复查B超示:肝左叶切除术后、肝内胆管多发结石,可见大者约2 mm×2 mm。

　　【按语】　本病位在肝,涉及脾胃,病机为脾寒肝热,脾阳不振,纳运不调;肝疏失畅,热郁化火,炼液成石。治疗当以平调寒热、清肝暖脾、利胆排石。脾阳温煦中焦使脾胃不寒,纳运正常,气机升降有序,气血生化有源。肝本性喜条达、恶抑郁,肝气应阳升之方,主人体一身阳气的升腾,其气当以升发为顺。而肝内寄相火,若气郁于内,其气定不得调畅,导致情志不舒,久则郁而化火。本次病案为老年患者,平素微寒喜暖,胃部怕冷,中阳不足,纳化本差,又因患肝癌行肝左叶切除术,伤及肝脏,功能受损,而患者平素性情急躁,肝亦不舒,郁热化火,火邪灼炼胆汁成石,结合患者症状及舌脉,考虑证属寒热错杂。本次治疗以柴胡疏肝散联合排石汤加减为主。排石汤是郑亮教授经验用方,金钱草利胆溶石,可以降低胆汁黏度,促进胆汁流动及排泄,抑制胆内结石生长,并且通过抗炎作用减少肝胆系统的内皮细胞坏死。海金沙可稀释胆汁,减轻胆囊炎症,溶石排石,防止结石复发。鸡内金健胃消食,化石止痛,现代药理研究表明其可促进胆汁的分泌、排泄,减轻胆汁淤积的作用,合海金沙利尿通淋以助砂石排泄。金银花具有抗菌利胆排石作用,并对机体免疫能有调节作用。郁金味辛性寒,归肝、肺经,功能行气解郁止痛、活血利胆退黄,为治疗胆石症的常用中药,其排石功效可能与其能够促进胆囊收缩、促进胆汁的排泄有关。虎杖清热利湿退黄,通腑下石,兼可化瘀止痛,有良好的溶石作用。

郑·师·点·评

　　清肝利胆多苦寒之品,若伤及阴分,症见舌红、少苔、脉细数等,酌加熟地、麦冬等,但不宜过多,以防滋润太过而湿浊内蕴。

案例8

张某,男,55岁。2019年5月18日初诊。

主诉:身黄、目黄、小便黄3天。患者身、目、小便黄3天。患者3天前出现身目小便黄,色泽晦暗,伴有恶心欲吐,腹胀,疼痛不著,周身乏力,纳食较差,大便偏稀,舌质淡,苔薄白,脉细弦。自诉于2018年查乙型肝炎肝硬化失代偿期,服用恩替卡韦,半个月前自行停药。2019年5月18日本院查生化:ALT:53U/L,AST:41 U/L,Y-GT:181 U/L,ALP:104 U/L,ALB:40. 5 g/L,GLO:31. 6 g/L,A/G:1. 15,TBIL:75. 5 μmol/L,DBIL:40. 9 μmol/L,IBIL:28. 5 μmol/L,TBA:39. 4 μmol/L。B超:肝硬化、肝囊肿、胆囊继发性改变。

中医诊断:膨胀(脾虚肝热证)。西医诊断:肝硬化。

证机概要:肝病传脾,脾虚生湿,蕴而化热,湿热熏蒸肝胆。

治法:补脾益气,疏肝利胆。

方药:和肝醒脾化湿方加减:柴胡8 g,香附10 g,白芍10 g,藿香10 g,姜厚朴10 g,陈皮8 g,苍术10 g,沉香曲3 g,白术10 g,茯苓10 g,麦芽10 g,木香10 g,山楂10 g,枳壳10 g,川芎10 g,茵陈10 g,鸡内金10 g,麦芽10 g,石榴皮15 g,炙黄芪15 g,仙鹤草15 g。7剂,每日1剂,水煎取汁300 mL,饭前或饭后2小时后内服,每日煎服2次。医嘱:多饮水,多进食新鲜果蔬,适当进食鸡蛋、瘦肉等高蛋白食品,可补充维生素C,忌食油腻辛辣刺激食物,放松心情,减轻精神压力。

二诊(2019年5月25日):药后患者全身发黄症状减轻,仍恶心欲吐,仍觉腹胀,疼痛不著,周身乏力减轻,纳食较前好转,大便时有偏稀,舌质淡,苔薄白,脉细弦。辨证同前,原方改陈皮为青皮8 g,并加升麻10 g,粉葛根15 g,7剂。

三诊(2021年6月1日):患者服药后全身发黄症状较前减轻,恶心欲吐好转,腹胀好转,疼痛不著,周身乏力减轻,纳食尚可,大便尚调,舌质淡,苔薄白,脉细弦。原方去鸡内金、山楂、麦芽、石榴皮,加当归 10 g、桂枝 10 g,给予 7 剂继续服用。

四诊(2021 年 6 月 8 日):患者全身发黄症状基本消除,恶心、乏力明显好转,纳食尚可,大便尚调,舌质淡,苔薄白,脉弦。继用上方随证微调出入予服。患者前后经过 1 个月的治疗,各项临床症状基本全部消失,复查生化:TBIL:25.3 μmol/L,DBIL:7.0 μmol/L,IBIL:12.5 μmol/L。嘱患者多饮水,多进食新鲜果蔬,适当进食鸡蛋、瘦肉等高蛋白食品,可补充维生素 C,忌食油腻辛辣刺激食物,放松心情,减轻精神压力。

【按语】 黄疸症是临床较为常见的肝胆类疾病,本病为肝硬化失代偿所致黄疸。黄疸以身目发黄、小便黄为最主要的症状,胆汁外溢为主要病因,现代医学认为,肝硬化失代偿期黄疸主要原因:① 肝细胞损伤致胆汁分泌失调;② 肝纤维组织增生挤压胆管所致。中医认为黄疸病位在肝,与脾有管,久则及肾。肝病传脾,脾虚生湿,蕴而化热,湿热熏蒸肝胆,胆汁外溢肌肤而发黄;肝木生于肾水,肝病日久累及于肾。《素问·金匮真言论》曰:"中央黄色,入通于脾,开窍于口,藏精于脾……是以知病之在肉也。"《金匮要略》曰:"见肝之病,知肝传脾,当先实脾。"治疗以补脾益气、疏肝利胆为主,方选和肝醒脾化湿方加减。和肝醒脾化湿方是郑亮教授的特色经验方,以 14 味药为基础:柴胡、香附、白芍、藿香、姜厚朴、陈皮、苍术、沉香曲、白术、茯苓、麦芽、木香、山楂、枳壳,本方以柴胡疏肝散为基础方,疏肝解郁,解肝郁之本,加藿香、厚朴等化湿,陈皮、茯苓、白术等健脾,茵陈为治疗黄疸之要药。乏力明显者加黄芪、仙鹤草补气健脾;纳食较差者,加鸡内金、山楂、麦芽健脾开胃;腹泻者,可加石榴皮、五味子等涩肠止泻;呕吐、腹泻并见可加升麻、葛根升清降浊。中药治疗的同时注意多饮水,多进食新鲜果蔬,适当进食鸡蛋、瘦肉等高蛋白食品,保持心情舒畅,慎勿郁怒,饮食与情志相配合治疗收效。

─────── **郑·师·点·评** ───────

肝硬化失代偿黄疸症状纷繁复杂,以肝郁脾虚为多见,虽以肝郁为基础,但治疗上应以补脾渗湿贯穿始终,运化得权,湿热自除。

案例9

王某,男,55岁。2020年1月7日初诊。

主诉:身黄、目黄、小便黄半月余。患者既往有慢性乙型肝炎病史7年余,半月前出现乏力、逐渐身目尿黄等症状,刻下:患者身目黄染,色如烟熏,腹胀,纳食较差,神疲乏力,大便偏稀,舌质暗红,苔白厚腻,脉沉弦。2020年1月7日本院生化:ALT:150.1 U/L,AST:106.6 U/L,TBIL:135.4 μmol/L,DBIL:65.1 μmol/L,IBIL:51.5 μmol/L,TBA:35.4 μmol/L;凝血功能检查:PT:19.6s,AT:39%。

中医诊断:黄疸(寒湿瘀结)。西医诊断:慢性乙型肝炎

证机概要:肝失疏泄,脾失运化,胆汁外溢肌肤而发黄。

治法:疏肝健脾,散寒除湿,活血化瘀。

方药:和肝醒脾化湿方合血府逐瘀汤加减:柴胡8 g,香附10 g,白芍10 g,广藿香10 g,厚朴10 g,陈皮8 g,麸炒苍术10 g,沉香3 g,白术10 g,茯苓10 g,麦芽10 g,木香10 g,山楂10 g,枳实10 g,桃仁10 g,红花10 g,生地黄10 g,牛膝10 g,川芎8 g,赤芍10 g,茵陈10 g,补骨脂10 g,肉豆蔻10 g,五味子15 g。14剂,嘱其饮食以蕴含高蛋白、维生素、矿物质为主,例如蔬菜、水果、鸡蛋等,同时避免辛辣、油腻、甜食之品。

二诊(2020年1月21日):患者服药后身目黄染较前好转,腹胀感减轻,食欲转佳,乏力减轻,大便偏稀,舌质暗红,苔白厚腻,脉沉弦。治疗基本同前,原方加生薏苡仁20 g加强祛湿之效,加桂枝10 g温通经脉。7剂。

三诊(2020年1月28日):患者服药后身目黄染明显好转,腹胀感减轻,纳食尚可,乏力偶做,大便基本成形,舌质暗红,苔白腻,脉沉弦。

治疗仍以疏肝健脾、散寒除湿、活血化瘀为主。原方去补骨脂、肉豆蔻、五味子、山楂、麦芽。继进7剂。

四诊:(2020年2月4日):患者服药后诸证基本消除,无特殊不适,舌质红,苔白,脉弦,原方加桃仁、红花8g,继进7剂。治疗1月后复测生化:ALT:43.3 U/L,AST:38.1 U/L,TBIL:33.2 μmol/L,DBIL:17.1 μmol/L,IBIL:15.3 μmol/L,TBA:15.4 μmol/L;凝血功能检查:PT:15s,AT:68%。继续嘱其进食蔬菜、水果、鸡蛋等。

【按语】 本病病位在肝,涉及脾胃,久则及肾,病机为肝失疏泄,肝病传脾,脾虚失运,导致水谷不化,聚而为痰湿,气行不畅而气滞血瘀,久则累及中阳,导致中阳虚损,湿从寒化,寒湿瘀同结于中焦。治疗当以疏肝健脾,散寒除湿,活血化瘀。本患者为中年男子,平素有慢性乙型肝炎病史,长期肝脏受损,致使肝失疏泄,肝气横逆犯脾,导致脾虚失运,水谷不化聚为痰湿,中阳虚损,化而为寒,寒湿瘀为病理基础。本次治疗以和肝醒脾化湿方合血府逐瘀汤加减为主。柴胡、香附、枳实、白芍、川芎共组疏肝解郁,并兼有活血之功效,柴胡疏肝解郁,复肝之疏泄,改善患者代谢,香附、枳实行气解郁,川芎活血行气;广藿香芳香化浊,兼顾腹泻,厚朴、苍术燥湿健脾,治脾之虚寒;陈皮理气健脾,燥湿化痰,木香行气健脾,沉香行气温中,三药合用助脾运化;茯苓健脾利湿,既调节胃肠道免疫又能抗炎保肝;山楂、麦芽增强食欲,山楂除擅长消食外,亦可保肝;桃仁、红花活血化瘀,桃仁与红花等量配比为郑亮教授经验活血化瘀对药;生地、当归养血和血,使祛瘀不伤血,牛膝引瘀血下行;五味子收涩,防行气太过,兼有止泻;茵陈为治黄疸之要药,但药性苦微寒,补骨脂、肉豆蔻温中助阳,制约茵陈寒凉,并与五味子共同止泻。

郑·师·点·评

慢性肝病导致黄疸与肝脾二脏密切相关,治疗上以调肝和脾、祛湿退黄为主,并随病情发展不断调整治法。

案例 10

刘某,女,73 岁。2022 年 6 月 8 日初诊。

主诉:腹胀、乏力反复 5 年余,加重 10 天。患者乙型肝炎肝硬化病史近 10 年,5 年来反复出现腹胀、乏力等症,平素口服富马酸替诺福韦二吡呋酯片 300 mg 抗病毒治疗,口服呋塞米及螺内酯利尿,10 天来患者腹水进行性增多,腹大胀满,乏力倦怠,少气懒言,胸闷,纳差,失眠,尿少色黄,大便干,怕冷尤甚,双下肢水肿,舌质淡,体胖大,苔白,脉沉弱。既往有冠心病、高血压病史。查体:神志清,精神欠佳,形体消瘦,面色晦暗,全身皮肤黏膜及巩膜黄染,可见肝掌及蜘蛛痣,腹部膨隆,移动性浊音阳性,双下肢中度水肿。生化指标:TBIL:50.5 μmol/L,DBIL:34.3 μmol/L,IBIL:17.3 μmol/L,ALB:28.5 g/L,ALT:92 U/L,AST:128 U/L,ALP:182 U/L,GGT:89 U/L;血常规:WBC:2.48×10^9/L,RBC:3.56×10^{12}/L,PLT:85×10^9/L,Hb:76 g/L。B 超示:肝硬化;脾大;腹水(中等量)。

中医诊断:膨胀(肾阳亏虚型)。西医诊断:肝硬化腹水。

证机概要:肾阳不足,肾之气化失司,不能温化水气,水气停于中焦。

治法:温补脾肾,行气利水。

方药:附子理苓汤合茵陈蒿汤加减:生晒参 8 g,白术 10 g,茯苓 15 g,猪苓 15 g,泽泻 10 g,大腹皮 10 g,桂枝 10 g,黑顺片 8 g,干姜 6 g,生黄芪 30 g,丹参 30 g,茵陈 15 g,鳖甲 30 g,肉苁蓉 10 g,仙灵脾 10 g,炙甘草 6 g。7 剂。嘱其易消化的蛋白质饮食,限制摄入油、盐、水,注意休息。

二诊(2022 年 6 月 15 日):患者精神渐佳,腹胀、下肢水肿减轻,乏力稍好转,仍纳少,大便能顺利排出,舌质淡,体胖大,苔白,脉沉弱。改生黄芪为炙黄芪,并加入沉香曲 3 g。7 剂。

三诊(2022 年 6 月 22 日):患者腹胀、乏力进一步减轻,食欲好转,小便不黄,量较前增多,大便 2 日一行,质软色黄。予以调整用药:生晒参 8 g、白术 10 g、茯苓 15 g、猪苓 15 g、泽泻 10 g、桂枝 10 g、黑顺片

8 g、干姜 6 g、炙黄芪 30 g、丹参 30 g、鳖甲 30 g、肉苁蓉 10 g、仙灵脾 10 g、炙甘草 6 g、沉香曲 3 g。7 剂。

四诊：(2022 年 6 月 29 日)：患者腹胀、双下肢水肿明显减轻,纳食转佳,尚诉失眠,全身皮肤、巩膜黄染明显消退,舌质淡,体胖,苔白,脉细。加酸枣仁 20 g,继进 7 剂。本次复测生化指标：TBIL：35.5 μmol/L,DBIL：20.3 μmol/L,IBIL：11.3 μmol/L,ALB：29.5 g/L,ALT：65 U/L,AST：79 U/L,ALP：160 U/L,GGT：72 U/L。

【按语】《素问·逆调论》记载"肾者水藏,主津液",肾主水,既促进、调节各脏腑之气,间接推动运化、输布水液,又调节膀胱开阖,直接参与水液代谢。肾阳不足,肾之气化失司,不能温化水气,水气停于中焦,则腹满而脉沉迟。同时肾为胃之关,《内经》提出："关者,门户要会之处,所以司启闭出入也。"胃之关失常,肾之开阖功能不能正常运转,水液停于腹中形成腹水。水臌患者久病及肾,往往下元虚损,气化功能减弱,水失温煦,不得升发,困于下焦;兼之饮食入于脾胃后清阳不升,脾阳与肾阳无以交相呼应,导致阳虚水泛;更兼肠之腑气不得通顺,进一步影响肾之气化,导致真阴真阳不得交互和互化,加重气、血、痰、湿胶裹,导致病情迁延难愈。在临床诊治中,郑亮教授主张肝硬化腹水应着手于脏腑治疗,先后天同调,培补中焦联合温补肾阳以消腹水,或则行肺气,开肺利水。同时认为本病属于本虚标实之证,以正虚为本,气滞、水停、血瘀为标,注重标本同治,攻补兼施,则腹水乃消。本病例患者有肝硬化病史,肝功能异常,并见黄疸征象,因此治疗以附子理苓汤合茵陈蒿汤为主,温补脾肾,行气利水,并能利湿退黄。若患者出现气喘,酌加苦杏仁、桔梗等宣肺以利水;瘀血重者,酌加水蛭、莪术等破血散瘀;兼阴虚者,酌加女贞子、枸杞子、生地黄等滋养肝肾。

—————— 郑·师·点·评 ——————

久病肾虚所致气化不利是腹水形成的关键之一,治疗腹水时需顾补肾,肾得补益则水湿可出,腹水可减。

六、便秘医案

案例 1

陈某,女,68岁。2021年8月9日初诊。

主诉:便秘20天。患者20天前因家中变故情志不畅,出现排便周期延长,4~5天1行,量少,粪便干结,呈细杆状。排便时无力,有时用开塞露辅助通便。情绪急躁,伴口干口苦,胃纳不香,饭后偶有反酸"烧心"、嗳气,夜寐差。舌红略干,苔白,脉沉弦细。胃肠镜检查未见明显异常。

中医诊断:便秘(气秘)。西医诊断:功能性便秘。

证机概要:肝气郁结,气壅大肠,大肠传导失司。

治法:疏肝解郁,理气通便。

方药:六磨汤合加味抑肝散加减:枳壳10 g,厚朴15 g,熟大黄10 g,槟榔15 g,郁金15 g,川楝子9 g,党参20 g,鸡内金15 g,麦冬15 g,肉苁蓉20 g,柴胡8 g,白芍15 g,香附10 g,川芎10 g,陈皮5 g,佛手8 g,甘草5 g,煅海螵蛸15 g,合欢皮10 g,当归10 g,炒白术10 g,茯苓12 g,钩藤10 g(后下)。7剂,每日一剂。

二诊(2021年8月23日):患者服药后痞满症状较前明显缓解,大便2日1行,粪质不干,排便仍无力,反酸"烧心",夜寐仍较差。舌红,苔白,脉沉细。治疗仍以疏肝解郁、理气通便为主,兼以制酸、养心安神。原方加决明子15 g,黄连12 g,吴茱萸3 g,百合10 g,茯神10 g,酸枣仁20 g。7剂。

三诊(2021年8月22日):便秘症状较前明显好转,大便每日一行,排便无力感较前缓解,反酸"烧心"感较前好转,夜寐可,无其他不适。舌淡红,苔白,脉沉细。治疗仍疏肝解郁,理气通便。原方去决明子,继服7剂。

四诊(2021年8月30日):患者服药后诸证消除,大便日行一次,质软,色黄。舌淡红,苔白,脉沉细。嘱其保持情绪舒畅,饮食规律,双歧杆菌巩固1月。

【按语】 本病病位在肝、脾、胃,病机为肝气郁结,气壅大肠,大肠传导失司,治疗以疏肝解郁、理气通便为主。患者老年女性,脾胃气虚,因家中变故郁郁不欢,忧思伤脾,气郁伤肝,进而出现肠道气滞,发为便秘,辨证为气秘。选方六磨汤合加味抑肝散加减,加味抑肝散是郑亮教授的经验方,方由钩藤、醋柴胡、制香附、炒枳壳、当归、川芎、炒白术、茯苓、炙甘草等组成,功用为疏肝健脾,理气活血。加味抑肝散组方中钩藤清热平肝,泄肝内之相火;柴胡疏肝解郁,又能透邪升阳,使肝气条达;炒白术、茯苓健脾和胃,以防木病及土而生痰湿,使脾胃运化有权,营血生化有源;当归甘温质润养血柔肝;川芎为血中之气药能活血祛瘀、行气止痛;香附、枳壳疏肝理气、行气止痛,柴胡配枳壳一升一降,能升清降浊,恢复人体气机升降出入;炙甘草调和诸药。全方共奏疏肝解郁、健脾和胃、理气活血之功。再则,初方中厚朴、焦槟榔破胃肠气滞以降腑气通便结,配与熟大黄缓泻;党参健脾益气;鸡内金健胃消食;麦冬滋阴润肠;肉苁蓉以补肾益精、润燥滑肠;合欢皮养心安神;煅海螵蛸制酸止痛,针对反酸"烧心"症状。二诊时患者排便无力,反酸"烧心",夜寐仍较差,加决明子润肠通便;黄连与吴茱萸构成左金丸,泻火疏肝;百合、茯神、酸枣仁养心安神。三诊时患者大便每日一行,去决明子,防止润肠过度。四诊时患者已好转,以双歧杆菌调节肠道。

郑·师·点·评

纵观全方,以破气药、疏肝药开郁结为组方核心,同时不忘健脾益气,使破气而不伤正、补气而不留滞,脾胃气机得以健运,腑气得以通降,使大便得通,又无过用泻下药之弊。

案例 2

陈某,女,51岁。2021年8月9日初诊。

主诉:大便干结3月余。患者大便干结3月余,2～3日行1次,偏干,颗粒状。后背部湿疹,口唇疱疹,小便黄溲,夜寐梦多,夜汗多,时有梦中惊醒,时有口干,轻度烦躁。绝经一年,腰膝关节酸痛。唇紫,舌红,苔薄黄,脉细弦。

中医诊断:便秘(阴虚肠燥证)。西医诊断:功能性便秘。

证机概要:冲任失养,肾气渐衰,水火不济,津伤液耗。

治法:益气养阴,清热通便。

方药:滋阴通便汤加减:南北沙参各10 g,麦冬10 g,生地黄20 g,玄参10 g,干石斛10 g,煅牡蛎30 g,浮小麦30 g,瘪桃干30 g,枳实10 g,瓜蒌仁30 g,瓜蒌皮30 g,火麻仁10 g,决明子10 g,茅根20 g,枸杞子10 g,炙甘草5 g。7剂,分早晚2次饭后温服。

二诊(2021年8月18日):患者大便干结稍有好转,1～2日1次,质稍干。后背部湿疹好转。易汗稍有好转。仍守原方14剂。

后患者未予复诊。半年后因他病前来诊治,告知服前方后便秘已解,现大便通畅,未有反复。

【按语】 患者更年期女性,便秘伴易汗、口干等症,后背部湿疹,心情烦躁,甚则腰膝关节疼痛不适,乃绝经后女性激素水平变化,内分泌紊乱。女子七七后,冲任失养,肾气渐衰,水火不济,津伤液耗,肠腑燥结而便秘。选用滋阴通便汤加减,滋阴通便汤为郑亮教授治疗阴虚便秘的常用方,源于增液汤,该方出自清·吴鞠通《温病条辨》,是治疗肠燥津亏的代表方。《温病条辨·中焦》曰:"阳明温病,无上焦证,数日不大便,当下之,若其人阴素虚,不可行承气汤者,增液汤主之。"本方中南北沙参养阴润燥、调和脾胃,麦冬养阴生津,生地清热生津,玄参滋阴凉血,石斛益胃生津、滋阴清热,这六味药共起滋阴润燥、润化肠腑之功;煅牡蛎、浮小麦、瘪桃干收敛止汗,其中瘪桃干是桃未成熟的干果在树上经冬不落而成,有养阴清热,止虚汗、盗汗,养胃生津,清心除烦等功用,并且有丰富的膳食纤维,在本案中一方面能收敛止汗,另一方面能润肠;煅牡蛎一方面能收敛止汗,另一方面也能缓解患者夜寐不安的症状。枳实理气行气,消积化滞,走气分,火麻仁能泻下攻积通便,全瓜蒌润肠通便,茅根清热通淋,决明子、枸杞子滋补肝肾,炙甘草调和诸药。全方攻补兼施、补品兼用,共奏滋阴润燥、清热通便之功。

————————— 郑·师·点·评 —————————

便秘的治疗应以通腑为主,腑以通为用,气血和顺则肠腑得润,通畅肠道则便秘自除。功能性便秘具有典型心身疾病特点,治疗上应兼顾患者的心理和情绪疏导。

案例 3

马某,女,57 岁。2022 年 7 月 4 日初诊。

主诉:便秘半年余,加重 1 周。患者半年前因无明显诱因下出现排便不爽,质软臭秽,3～4 天一行,间断用开塞露辅助通便,停用便难以排除,呈间断性发作,故未经系统治疗。1 周前,患者因进食油炸食物,便秘情况加重,大便色黄、质黏,黏于马桶,现为求进一步诊治于我院门诊就诊。刻下:排便不畅,大便不爽,质软,黏腻臭秽,3～4 天一行,伴口中黏腻,胃纳不佳,腹胀,食后难以消化,无腹痛,偶有口干口苦,小便颜色发黄,夜寐差,多梦易醒,舌红,苔黄厚腻,脉沉滑。胃镜检查示:慢性浅表性胃炎,胃多发息肉;肠镜检查示:慢性结肠炎,结肠息肉。既往有高脂血症病史。

中医诊断:便秘(脾胃湿热证)。西医诊断:功能性便秘。

证机概要:脾胃运化功能受损,湿热阻滞气机,肠道传导不利而致大便秘结。

治法:清热化湿,导滞通便。

方药:三仁汤合六一散加减:薏苡仁 20 g,杏仁 10 g(后下),厚朴

15 g,滑石 15 g(先煎),豆蔻 8 g(后下),半夏 12 g,苍术 10 g,合欢皮 15 g,茯神 15 g,麦冬 10 g,茯苓 20 g,白术 20 g,枳实 15 g,泽泻 10 g,鸡内金 15 g,焦山楂 15 g,焦六神曲 15 g,炙甘草 6 g。7 剂,每日一剂,浓煎剂。嘱患者每日饮水量至少 2 000 mL,忌油腻辛辣食物。

二诊(2022 年 7 月 11 日):患者述口中黏腻感改善,便秘好转,日行 2 次,但仍有不畅,纳食尚可,夜寐改善,舌红,苔黄腻,脉沉滑。上方加石菖蒲 15 g、柏子仁 10 g,嘱服 7 剂后复诊。

三诊(2022 年 7 月 18 日):患者述排便较前通畅,日行 1 次,大便质软色黄,成形,夜寐可,纳食可,舌红,苔黄,厚腻较前改善,脉沉滑。前方加瓜蒌皮 15 g。继服 7 剂后复诊。

四诊(2022 年 7 月 25 日):患者复诊时诉排便顺畅,质软成条状,每日 1 次。知饥纳可,无腹胀,夜寐可。停方后予米曲菌胰酶片口服一月,嘱患者多饮食,清淡饮食,适当运动。

【按语】 本病病位在脾、胃,病机为脾胃运化功能受损,湿热阻滞气机,肠道传导不利而致大便秘结,治疗以清热化湿、导滞通便为主。患者老年女性,伴有高脂血症,饮食不节,损伤脾胃,稽留湿热,湿热下趋肠道,肠道闭塞不通,秽浊蕴结。本案患者一派湿热之象,大便黏腻,排便不甚顺畅,3～4 天行一次,苔黄厚腻,证属脾胃湿热。湿邪阻滞大肠,日久郁热,燥化不行,故便秘而不畅;湿郁中焦,气滞不通,故口中黏腻、胆气郁热,故口干口苦;苔黄厚腻、脉沉滑均考虑源于湿热。故选用三仁汤合六一散加减清热化湿,导滞通便。方中滑石清热利湿,薏苡仁健脾利湿,二者相合,除下焦湿热;杏仁宣利上焦肺气,豆蔻行气宽中;半夏、厚朴、枳实化湿除满,行气和胃;苍术、茯苓、泽泻行滞祛湿;白术健脾利湿;合欢皮、茯神养心安神;鸡内金、焦山楂、焦六神曲消失化滞;麦冬养阴;炙甘草与滑石构成六一散,增强清热化湿功效。二诊时,患者口中黏腻明显好转,而舌脉仍为湿象,初诊方加石菖蒲理气化湿和胃,加柏子仁养心安神。三诊时,患者症状均有改善,但舌苔仍有湿,加用瓜蒌皮清热涤痰,加强清热功效。四诊时,患者已经好转,佐以米曲菌胰酶片改善消化功能。

———— 郑·师·点·评 ————

我一直推崇"治湿热必理气"的理论,重视调理脾胃气机,在暑季治疗脾胃湿热型便秘用三仁汤合六一散加减,脾胃湿热、大肠传导失司是脾胃湿热型便秘的关键,而理气是治疗湿热的重点。

案例 4

吴某,男,5 岁。2022 年 8 月 8 日初诊。

主诉:便秘 2 月余。家长代诉:患儿于 2 个月前无明显原因出现大便不畅,排便艰难,大便干结,质硬,状如羊屎颗粒,4～5 日一解,用"开塞露"可解出。患儿平素运动量较少,饮食不规律,喜食荤菜。近日患儿出现大便挣扎难出,4～5 日一解,遂至我院门诊就诊,症见:手足心热,口臭,口唇干,腹部稍胀,纳食较差,夜寐不佳,小便色黄,舌红,苔黄燥,脉滑数。查体:腹部按之较硬,叩诊呈实音,无包块无条索状物。

中医诊断:便秘(实积证)。西医诊断:便秘。

证机概要:食积中焦,脾失健运,积滞化热,耗伤津液,肠失濡润,肠道传导功能失调而致便秘。

治法:清泻积热,通腑泄浊。

方药:通腑导滞方加减:木香 8 g,厚朴 8 g,枳实 8 g,生大黄 6 g,槟榔 8 g,玄参 5 g,合欢皮 10 g,茯神 10 g,麦冬 8 g,鸡内金 6 g,焦山楂 6 g,焦六神曲 6 g,炙甘草 3 g。7 剂,每日一剂,水煎剂,并于通便贴穴位贴敷于肚脐。嘱家长多给患儿喂养蔬菜水果,少吃肉类及零食。1 周后复诊。

二诊(2022 年 8 月 15 日):家长代述:患儿便秘较前稍有好转,2～3 日一次,大便呈条状,仍较干,口气减轻,口唇不干,手足心不发热,胃纳较前改善,腹部按之不硬,夜寐好转,舌红,苔薄黄,脉数。前方加生地黄 8 g,决明子 8 g。7 剂,每日一剂,水煎剂,继予穴位贴敷。1 周后复诊。

三诊(2022 年 8 月 22 日):家长代述:患儿大便通畅,每日一次,质软,色黄,无口气,胃纳可,夜寐安,腹部按之柔软,舌淡红,苔薄黄,脉数。患儿大便已通,后中药以调理脾胃为主,并以通便贴、开胃贴辅助治疗。

【按语】 中医学对于便秘的认识由来已久,在古代医学典籍中便秘有多种称谓,常见的有"脾约""阳结""阴结"等,其中最早的记载见于《黄帝内经》中的"大便难""不便"等。《黄帝内经·素问》说,"大肠者,传导之官,变化出焉。"本病病位在大肠,与脾胃相关,病机为脾胃积热,脾失健运,气滞中焦,致腑气不通,治疗以清泻积热,通腑泄浊为主。小儿便秘为儿童常见病,小儿脾常不足,饮食不当易导致便秘。本案患儿排便艰难,大便干结,质硬,状如羊屎颗粒,4~5 日一解,舌红,苔黄燥,脉滑数,属实积证。且患儿平素运动量较少,饮食不规律,喜食荤菜,脾胃长久受肥甘厚腻,易导致胃内积滞,脾胃功能运化失常。结合患儿的症状选用通腑导滞方加减,并予通便贴辅助治疗。通便穴位贴敷是中医特色外治法,通便贴由大黄、厚朴、党参、黄连、白术等药构成,是我科治疗便秘的辅助治疗,大黄能通腑泻积、软坚润燥,是泻下的要药,可使脏腑气机通降,导滞通便,从而有效缓解便秘症状。通腑导滞方为郑亮教授的经验方,主清泻积热,通腑泄浊之功,方中木香健脾消食行气,厚朴下气除满,枳实行气除胀,三者共用增强了健脾消食之功;生大黄攻积导滞、泻下通便,槟榔消食破积,玄参、麦冬滋阴,防泻下过而伤及胃阴;合欢皮、茯神养心安神;鸡内金、焦山楂、焦六神曲健脾消食。二诊时,患儿大便明显改善,但仍干,加决明子润肠通便,生地黄既能改善津伤便秘,又能滋阴。三诊时,患儿大便已通,原方便不再服用,应侧重于调理脾胃,重新调方,并予以开胃贴,开胃贴由丁香、苍术、白术、豆蔻、砂仁、木香构成,主要起健脾开胃、润燥和中、理气导滞之功。

—————— 郑·师·点·评 ——————

在我看来小儿脾常不足的生理病理特点决定了他们易患此病,对于便秘患儿的治疗,需找对病因,从根本出发。同时使用通腑导滞方时应注意用量,小儿用量不宜太过,伤及脾胃之气。

案例 5

陈某,女,77 岁。2020 年 5 月 14 日初诊。

主诉:排便困难 10 年余。患者排便困难 10 年余,大便 5～7 日一行,大便并不干硬,虽有便意,但排便困难,用力努挣则汗出短气,便后乏力,面白神疲,肢倦懒言,舌淡苔白,脉弱。

中医诊断:便秘(气虚秘)。西医诊断:老年性便秘。

证机概要:脾胃虚弱,脾气不足,运化及推动无力,糟粕蓄积肠内,日久失津而干结。

治法:益气健脾,润肠通便。

方药:益气通便散加减:党参 10 g,炙黄芪 30 g,炒白术 10 g,当归 15 g,陈皮 8 g,升麻 10 g,醋春柴胡 10 g,茯苓 10 g,火麻仁 10 g,郁李仁 10 g,核桃仁 10 g,决明子 10 g,炙甘草 6 g。14 剂,分早晚 2 次饭后温服,并予耳穴压豆:肺、脾、肾、三焦。

二诊(2020 年 5 月 30 日):患者大便较前改善,2～3 日一行,乏力感减轻,诉时有胃脘部嘈杂不适,偶有反酸,前方加浙贝母 10 g,海螵蛸 20 g,炒白芍 10 g,煅瓦楞子 20 g,白芨 8 g,14 剂,继予配合耳穴压豆。

三诊(2020 年 6 月 15 日):大便明显改善,1～2 日一行,胃脘部嘈杂不适较前明显减轻,无明显乏力,前方继服 14 剂后,患者诉诸证好转,继予配合耳穴压豆。

【按语】 脾为后天之本,气血津液生化之源。正如《灵枢·口问》云:"中气不足,溲便为之变。"脾气虚弱导致大小便失常。若脾气虚弱,大肠传导无力,同时清气无力上升,浊气无法下降,以致糟粕无法排泄，形成便秘。通腑有二法：一为润肠法，滋润肠腑，通降气机，用药多以植物种子、果仁为主；一为攻下法，攻逐泻下，通腑解毒。此病案患者选用润肠法，选用益气通便散加减，并结合耳穴压豆(肺、脾、肾、三焦)治疗，正如："耳者，宗脉之所聚也"，人体各个经络、脏腑均与耳廓相互联系，可通过刺激耳穴，发挥调整脏腑、疏通经络等作用，具有安全、有效、操作简单、患者痛苦小等特点，其中选取的穴位：肺为气之主，脾为气之源，肾为气之根，三焦穴可化输精气、化浊通便，取以上耳穴可调节相应脏腑功能。诸穴合用，可益气补虚、调节脏腑、理肠通便，从而调整肠道传导功能，可有效缓解气虚型便秘。益气通便散为郑亮教授治疗脾虚便秘的经验方，患者为老年女性，气不足，运化及推动无力，糟粕蓄积肠内，日久失津而干结。肠道不通，肠腑气机壅滞，无力排便，加之绝经后阴虚血燥，肠道津枯，致使排便困难，便后乏力感明显，党参、茯苓、炒白术、炙甘草、陈皮等取六君子汤之意补脾益气，其中党参益气健脾，茯苓利水渗湿，炒白术燥湿健脾，陈皮理气健脾。火麻仁、郁李仁、核桃仁、决明子等植物种子富含丰富的植物油脂，能润燥滑肠促进肠道蠕动，取之滋润肠腑、通降气机之意，其中火麻仁补虚且润肠通便，与郁李仁、核桃仁、决明子合用加强润肠通便的作用。升麻、柴胡是属于具有升提下陷的药物，对于中气不足引起中气下陷的便秘有治疗作用。二诊后患者诉胃脘部嘈杂不适，加入浙贝母、海螵蛸、炒白芍、煅瓦楞子、白芨等取之乌芍散、乌贝散之意抑酸护胃，具有制酸止痛、收敛止血的作用。全方益气健脾，润肠通便，收效甚佳。

————————郑·师·点·评————————

　　气虚秘虽病在大肠，实在与五脏六腑密切相关，人体为统一整体，不可片面一味治标，应当从中医整体观念出发，辨证论治，标本兼顾，治病求本方能达到事半功倍的效果。

案例 6

林某,女,38 岁。2019 年 9 月 22 日初诊。

主诉:大便干结 3 年余。患者大便干结 3 年余,大便 3 日一行,偏干如羊屎,面色无华,时有头晕目眩,心悸气短,健忘,时有烦躁,夜间梦多,口干,平素经期长约 7～10 天,月经量多,有"子宫肌瘤"病史,口唇色淡,舌淡苔白,脉细。

中医诊断:便秘(血虚秘)。西医诊断:功能性便秘。

证机概要:肝失疏泄,木乘脾土,脾胃运化无权,气血生化乏源。

治法:养血润燥。

方药:润肠丸合五仁丸加减:红参 10 g,炙黄芪 30 g,炒白术 10 g,当归 15 g,桃仁 5 g,火麻仁 10 g,制大黄 6 g,羌活 10 g,郁李仁 10 g,桃仁 6 g,苦杏仁 10 g,柏子仁 10 g,松子仁,陈皮 8 g,决明子 10 g,炙甘草 6 g。14 剂,分早晚 2 次饭后温服,加耳穴压豆:脾、胃、心。

二诊(2019 年 10 月 10 日):患者大便较前改善,每日一行,口唇色粉,前方继服 14 剂,继予配合耳穴压豆。

三诊(2019 年 10 月 16 日):大便明显改善,每日一行,气色好转,无头晕心悸,无明显乏力,前方继服 14 剂,继予配合耳穴压豆。后患者未再复诊。

【按语】 血虚肠燥型便秘主要病位在大肠,与肺、脾胃、肾等脏腑关系密切,其病机多与气血津液亏虚、肠道失于濡养有关。患者中年女性,时有烦躁,肝失疏泄,木乘脾土,脾胃运化无权,气血生化乏源,致气血两虚,气虚则肠道推动无力,血虚则肠道失于润养,渐致肠道干涩,糟粕停于肠腑,正如张景岳所言:"凡下焦阳虚,则阳气不行,阳气不行,则不能传送,而阴凝于下,此阳虚而阳结也。下焦阴虚则精血枯燥,精血枯燥则津液干枯而肠脏枯槁,此阴虚而阴结也。"且患者月经量多,营血亏虚,致使肠燥津枯,排便困难,一派血虚之像,润肠丸合五仁丸为基本方,并配合耳穴压豆治疗,其中耳穴压豆选取:脾为气血生化之源,胃为水谷精微之仓、气血之海,胃以通降为顺,与脾相表里,脾胃常合称为后天之本,心主血脉,取以上穴位起到了养血润燥、益气生津之功。润肠丸由火麻仁、桃仁、大黄、当归、羌活构成,火麻仁配大黄具有健脾和胃、泻下攻积等功效,羌活配伍大黄具有新散、温通泻下的功效,当归、桃仁、红参共奏补血活血、润肠通便、活血通络之功;五仁丸出自《世医得效方》由苦杏仁,郁李仁,桃仁,柏子仁,松子仁等构成,用以润肠通便。五仁丸集富含油脂的果仁于一方,配伍理气行滞的陈皮,润下与行气相合,以润燥滑肠为用,善治津亏肠燥便秘,多用于体虚久病、年老体弱、产后血虚等引起的便秘,以通为顺,取之滋润肠腑、通降气机之意。全方补血益气,润肠通便,收效甚佳。整方调和脏腑、健运脾胃、补益气血,使气血与津液生化有源,气血之机升降有序,人体之气周流如常,则便秘去矣。

郑·师·点·评

气血阴阳亏虚均可致便秘的发生,对功能性便秘而言,中医药是一种安全、有效、经济的选择。既有通便之功,同时也能兼顾患者其他临床症状,并可改善患者的生存质量。

案例7

吴某,男,71岁。2022年9月5日初诊。

主诉:排便困难反复发作4年。患者排便困难反复发作4年,大便3～4日一行,排便时伴有疼痛,量少质干,腹胀腹痛,腹痛点固定,呈阵发性,矢气少,少气懒言,神疲乏力,口干,舌暗红,苔薄质瘀,舌下可见散在瘀点,脉涩。

中医诊断:便秘(血瘀型)。西医诊断:习惯性便秘。

证机概要:气虚无力行血,血液凝滞不畅,肠气降而不利发为便秘。

治法:活血化瘀,益气通便。

方药:桃核承气汤合丹参饮加减:桃仁12 g,红花12 g,大黄20 g,

炒白术 12 g,炒白芍 12 g,生地黄 20 g,玄参 30 g,麦冬 12 g,炒枳实 30 g,当归 30 g,丹参 30 g,檀香 15 g,砂仁 6 g,莱菔子 15 g,大腹皮 15 g,瓜蒌 10 g,火麻仁 20 g,炙甘草 6 g。7 剂,每日一剂,水煎剂。

二诊(2022 年 9 月 12 日):患者服药后排便日行 1 次,质较前变软,腹胀、口干、少气懒言、神疲乏力均减轻,近日夜寐不佳,夜间容易醒,矢气增多,舌暗红,苔薄质瘀,舌下可见散在瘀点,脉涩。治疗仍以活血化瘀、益气通便为主,兼以养心安神。原方加茯神 20 g,合欢皮 20 g。7 剂,每日一剂,水煎剂。

三诊(2022 年 9 月 19 日):患者服药后排便日行 1 次,质软,腹胀、口干、少气懒言、神疲乏力均消失,夜寐好转,矢气明显增多,舌暗红,苔薄质瘀,舌下可见散在瘀点,脉涩。前方继服 14 剂。后随访,未复发。

【按语】 本病病位在肠,涉及脾,病机为瘀血内阻气机,肠腑降气不利发为便秘,治疗以活血化瘀、益气通便为主。《素问·阴阳应象大论》载:"年四十,而阴气自半也,起居衰矣。"患者老年男性,脾胃气虚,气虚无力便难以行血,血液凝滞不畅,肠气降气不利,易为便秘,辨证为血瘀型便秘。《血证论·便秘》曰:"又有瘀血闭结之证,或失血之后,血积未去。"选方桃核承气汤合丹参饮加减,方中桃仁活血化瘀、润肠通便,桃仁所含苦杏仁甙对肠管有收缩作用,又含有大量脂肪油,可达到润肠通便之效。《本经逢原》记载:"桃仁,为血瘀血闭之专药,苦以泄滞血,甘以生新血。"红花辛散温通,少用活血,多用祛瘀,为治瘀血阻滞之要药。《本草纲目》记载:"红花活血,润燥,止痛,散肿,通经。"二者配之增强活血化瘀之功。大黄泻热通肠、逐瘀通经,白术益气健脾,炒白芍缓急止痛,生地、玄参、麦冬滋阴,防泻下过而伤阴。枳实调畅肠道气机,使大肠恢复通降下行之性;当归性甘辛温,由于质润,不仅有补血活血的作用,还能够濡润肠道使大便畅通,是治疗瘀血所致便秘不可缺少的药物。丹参、檀香、砂仁构成丹参饮,起到活血化瘀之功,清除停积之瘀血。正如唐容川所言:"又有瘀血秘结之证,或失血之后,血积未去,或跌打损伤,内有瘀血,停积不行,大便秘结。"莱菔子消食导积,大腹皮、瓜蒌行气宽中,火麻仁润肠通便之要药,炙甘草调和诸药。二诊时便秘改善,夜寐较差,加合欢皮、茯神养心安神。郑亮教授认为,瘀血不仅是一种病理产物,而且还是一种致病因素,因"血为气之母""血能载气",瘀血形成后,阻滞于肠道之间,导致肠道气机运行不畅而形成气滞,所以整方在活血化瘀的同时兼顾理气。

—————— 郑·师·点·评 ——————

　　此病瘀血结聚为其主要病机,应以化瘀通络为首要原则,佐行气通腑之药,以气行推动血行,使瘀去、络通、气顺。

案例 8

林某,女,21岁。2019年4月26日初诊。

主诉:大便艰涩反复2年。患者大便艰涩,腹痛拘急反复2年,满腹作胀,胀满拒按,胁下偏痛,大便3~4日一行,甚者一周一行,手足不温,畏寒怕冷,春天覆厚棉衣,平素喜饮热饮,喜食生姜,时有呃逆作呕,左小腿部拘急疼痛,腰强急不适,需热毛巾温覆则舒,舌淡红,苔白腻,脉弦紧。

中医诊断:便秘(冷秘)。西医诊断:功能性便秘。

证机概要:阴寒凝滞。

治法:温里散寒,通便止痛。

方药:自拟温阳通便汤加减:大黄15 g,附子5 g,细辛6 g,炒白芍10 g,赤芍6 g,红参10 g(另煎),干姜5 g,当归10 g,芒硝5 g,炙甘草5 g,独活10 g。14剂,分早晚2次饭后温服;加穴位贴敷(通便贴):天枢、支沟、中脘、足三里。

二诊(2019年5月12日):患者大便较前改善,每2日一行,手足不温较前改善,左下肢疼痛,左侧腰部酸胀,遇冷疼痛加重,前方加用桑寄生10 g,苍术10 g,牛膝8 g,丹参20 g,威灵仙6 g,14剂,继予配合穴位贴敷(通便贴):贴天枢、支沟、中脘、足三里。

三诊(2019 年 5 月 28 日):大便通畅,1～2 日一行,腹痛减轻,腰腿疼痛明显好转,畏寒怕冷改善,前方继服 14 剂,后患者未再复诊。

【按语】 中医学对于便秘的认识由来已久,在古代医学典籍中便秘有多种称谓,常见的有"脾约""阳结""阴结"等,其中最早的记载见于《黄帝内经》中的"大便难""不便"等。对功能性便秘而言,中医药是一种安全、有效、经济的选择。既有通便之功,同时也能兼顾患者其他临床症状,并可改善患者的生存质量。中医对便秘的治疗明辨虚实,急则治其标,缓则治其本,既可内服又可外治,方法多样,颇有功效。冷秘又名"寒结",大便秘结之由于阴寒凝滞,《圣济总录 大小便门》曰:"下焦虚冷,窘迫后重,是谓冷秘。"患者年轻女性,寒气袭于肠道,冷气隐于肠胃,阴凝不运,津液不通,故结也。郑亮教授自拟温阳通便汤实为温脾汤合大黄附子细辛汤加减,方中温通、泄下、补益三法兼备,有温阳以祛寒、攻下不伤正的特点,方中附子、大黄为君药,附子温壮脾阳,大黄泻下已成之冷积,芒硝润肠软坚,助大黄之力,干姜温中助阳,助附子之力,红参、当归益气养血,以补正气。其中一重要药对——附子与细辛,均为辛温药,附子大辛大温,是温补阳气、除寒散湿之要药;而细辛以辛温通络、除寒止痛见长。经方中附子与细辛常常同用,治疗阴寒伏于阴分所致的病症。加之患者左小腿部疼痛,腰强急不适,予独活祛风除湿、通痹止痛等治疗。独活擅长治疗下半身疼痛,对于腰膝冷痛有独特的疗效。配合便秘贴,主要成分:大黄、番泻叶、麦冬、决明子、芦荟,穴位贴敷能起到治疗便秘的作用,这种治疗方法简单易操作,并且几乎没有副作用,特别适用于功能性便秘的人群。指导患者按疗程贴敷,并且定期更换药物。

———————— 郑·师·点·评 ————————

有时单纯中药口服效果不佳,可以考虑联合中药外治法,收效颇奇。

案例 9

王某,女,56岁。2022年5月2日初诊。

主诉:排便困难反复发作3年,加重半个月。患者便秘间作3年,3年前因饮食不节出现腹痛、腹泻,大便质稀,无恶心呕吐,自行服用止泻药后腹泻缓解,随即出现4天大便未解,未予处理。后便秘时轻时重,经常4日一次,无明显便意感,严重时需用开塞露通便,期间曾查胃肠镜未见明显异常。近半月来,排便困难加重,已连续4日未解,伴嗳气频作,下腹部胀满不适,无明显腹痛,无发热恶寒,口干,平素大便3～5日一次,质干,用力努挣则汗出气短,腰膝酸软,偶有头晕,心烦少寐,夜尿频,纳尚可。舌黯红,苔少,脉沉细弱。

中医诊断:便秘(气阴两虚型)。西医诊断:便秘。

证机概要:肾阴亏损,气阴两虚,肠道失润,无水行舟。

治法:益气养阴,润肠通便。

方药:黄芪汤合增液汤加减:黄芪20 g,炒白术20 g,肉苁蓉15 g,决明子20 g,陈皮12 g,当归20 g,黑芝麻15 g,桃仁10 g,麦冬15 g,玄参20 g,生地黄20 g,女贞子15 g,柏子仁20 g,合欢皮15 g。7剂,每日一剂,水煎剂。嘱患者忌食辛辣刺激油腻之品。

二诊(2022年5月9日):患者大便得解,有矢气,嗳气减少,腹胀缓解,寐好转,便意仍不明显,口干减轻,纳食不香。舌红,苔少,脉沉细。原方加火麻仁15 g、枳壳15 g、焦山楂15 g、鸡内金15 g。7剂,每日一剂,水煎剂。

三诊(2022年5月16日):大便1～2日一次,质尚可,口干、小便频症状缓解,乏力气短减轻,舌红,苔少,脉沉,继予上方14剂口服。后随访,未复发。

【按语】 本病病位在肠,涉及脾,病机:肾阴亏损,气阴两虚,肠道失润,无水行舟。郑亮教授认为气阴两虚型便秘多因肺脾气虚伴肠道阴液不足,治疗上应以益气养阴、润肠增液为主。益气为补肺脾之气,肺气足则能宣发肃降,升清降浊;脾气足则气血津液生化有源运化有力,肺气得补,肠燥得润。《兰室秘藏·大便燥结》云:"肾主大便,大便难者,取足少阴,夫肾主五液,津液通则大便如常。"肾为先天之本,内寓真阴真阳,开窍于前后二阴,司二便,肾阳的温煦和肾阴的濡润是大肠之传导功能正常发挥的保证。患者老年女性,阴不足,三焦津液亏损,津液不能濡润肠道,腑气不通,大便不下。且患者舌红少苔,脉沉细弱,辨证为气阴两虚型便秘。《神农本草经》言其"主邪气腹胀、心痛。利大小便,补中益气",选方黄芪汤合增液汤加减,黄芪汤和增液汤分别为治疗气虚便秘和阴虚便秘的代表方剂,方中柏子仁、桃仁富含油脂,皆能润肠通便,柏子仁能"养心气,润肾燥,味甘能补,辛而能润,其气清香,能透心肾,益脾胃",久病多瘀,桃仁可活血化瘀,润肠通便。黑芝麻富含丰富的油脂,能润肠通便,《本草求真》曰:"本属润品,故书载能填精益髓。又属味甘,故书载能补血、暖脾、耐饥。凡因血枯而见二便艰涩,须发不乌,风湿内乘,发为疮疥,并小儿痘疹变黑归肾,见有燥象者,宜以甘缓滑利之味以投。"黑芝麻也常用于食疗,多炒熟后食用,《本草纲目》中有"芝麻粥",由黑芝麻和粳米组成,是滋补肝肾常用方。此方对治疗便秘有一定效果。以黑芝麻为主,补益肝肾,滋养五脏;以粳米为辅佐,养脾胃,益虚损,以助滋补功效。本方重在滋补,尤其适宜于阴精不足、血虚津亏者。方中黑芝麻还能抗衰老,故又适宜于老年体衰者选用。另外,患者年老体衰,黄芪补气,肉苁蓉补肾阳、益精血、润肠通便,黄芪、肉苁蓉配伍补脾气,益肾阳,攻补兼施;白术健脾益气通便;女贞子味甘、苦,性凉,归肝、肾经,能够滋补肾阴。陈皮气香,味苦,性温,辛能散,能燥,归肺脾经,具有通温行气、健脾和胃、燥湿化痰等功效,此处加入陈皮,有"理气之品行大肠之滞气"之意;合欢皮解郁安神,安五脏,和心志,可达益气养阴、润肠通便之效。以上药物合用,可使全身气机升降有序,局部可增强胃肠运化,改善肠道燥结,与气阴两虚型便秘的病机相契合。二诊时,患者大便改善,但便意仍少,于火麻仁一方面润肠通便,另一方面还能补虚,防止泻下过猛,伤及本有的脾胃之气;枳壳理气宽中、行滞消胀,气顺便自通;患者

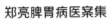
纳食不香,予焦山楂、鸡内金健胃消食。三诊时,患者诸症皆除,前方继服,巩固疗效。郑亮教授认为功能性便秘还与肝、心两脏密切相关。久坐少动,或忧虑过度,致气机郁滞,肝疏泄失宜,通降失常,传导失职,故大便不畅;燥热扰心,心神失养,然心为五脏六腑之大主,心志异常,可引起各脏腑功能受损,大肠之传导功能亦可见异常,故而引起便秘。对于判断便秘治疗是否起效的标准包括以下几个方面:矢气是否增多、单位时间内排便次数是否增加、排便时间是否缩短、排便不尽感是否改善、便量是否增多、便质是否干结等,不能盲目用大黄、番泻叶、芦荟等药物,长期使用此类药物可能引起结肠黑便病和药物性便秘。

————郑·师·点·评————

我认为便秘不滥用泻药,而是以泻热通腑、理气导滞、健脾化湿、补益气血、温阳散寒之品,着眼津液、气化,让肠道津液充润,传送健运,故大便乃通。

七、炎症性肠病医案

案例 1

钟某,男,43 岁。2019 年 6 月 10 日初诊。

主诉:腹泻反复发作 10 年余,加重 3 天。患者 10 余年无明显诱因下出现腹泻反复发作,于外院诊断为溃疡性结肠炎。稍不注意则腹泻,多则每天达 8～10 次。曾服各种药物治疗,虽然当时有效,但停药后反复,嗜肥甘厚味,体型肥胖,平素畏寒。三天前患者受凉后腹泻加重,大便 4～5 次/天,稀水样便,黄褐色夹白色黏液,脘腹胀满。舌脉:口干,口苦,舌质红,苔黄白相间,脉细。

中医诊断:久痢(脾虚湿热)。**西医诊断**:溃疡性结肠炎。

证机概要:脾胃湿热,则脾胃升清降浊和肠道分清别浊功能失常。

治法:温补脾阳,清利湿热。

方药:黄芪 20 g,仙鹤草 30 g,炒芡实 30 g,防风 15 g,苍术 15 g,陈皮 12 g,法半夏 10 g,厚朴 10 g,车前子 9 g,白芍 12 g,黄连 6 g,白头翁 15 g,乌梅炭 6 g,炮姜 6 g,炙甘草 6 g,7 剂,每日 1 剂,分 2 次服。

另:灌肠方——加味黄芩汤:黄芩 15 g,赤芍 10 g,炙甘草 6 g,木香 10 g,白头翁 20 g,苦参 20 g,败酱草 20 g,青黛 5 g。

二诊(2019 年 6 月 17 日):服药后腹痛、腹胀大减,大便 1～2 次/天,基本成形,口干口苦消失,舌质淡,苔薄白,脉弦细。继以温补脾阳、清利湿热治疗。

三诊(2019 年 6 月 24 日):病情好转,原方继用。

四诊(2019 年 7 月 1 日):时病情稳定,嘱其继续服药 1 个月。

【按语】 本案患者病程较长,体型肥胖,喜食肥甘厚味。虽有清水样便、白色黏液、畏寒、脘腹胀满、脉细等脾阳虚之征,但同时伴口干、口苦,舌质红,舌苔黄白相间等湿热之象,寒热兼有,虚实夹杂。患者的主症是大便次数增多,性质改变,湿气蕴结肠道,但因个人人体本身有禀赋不同,湿可从寒化,可从热化,临床中往往寒热并见,虚实夹杂,此患者脉象属虚,舌象属实,脾肾阳虚,但湿热亦明显,湿热不除,则脾胃升清降浊和肠道分清别浊功能失常,病症难愈。郑亮教授寒热并用,既可温中以恢复脾胃升清降浊,又可清湿热以调寒热平衡。方中炮姜温中补虚助阳,温补中焦脾土,振奋元阳;黄芪、防风益气固表;苍术、陈皮、法半夏燥湿化浊,健脾和胃;白头翁、黄连清热解毒;白芍养血柔肝,缓急止痛;厚朴燥湿理气;仙鹤草、乌梅炭涩肠止泻;芡实除湿止泻;车前草清热利湿;甘草清热解毒,缓急止痛,全方清温并用,补泻兼施。

加味黄芩汤是郑亮教授常用灌肠方,方中黄芩清热燥湿,赤芍清热凉血,白头翁、苦参清热坚阴止痢,败酱草、青黛清热解毒。共奏清热解毒止痢之功。

郑·师·点·评

溃结久病易伤脾阳,治疗该类方证需清温并用,补泻兼施。不可偏颇。

案例 2

高某,女,58 岁。2021 年 9 月 18 日初诊。

主诉:腹痛、腹泻间作伴脓血便 3 月余,加重 1 周。患者 3 个月前无明显诱因下出现腹痛、腹泻间作伴脓血便,就诊于外院,行结肠镜检查示:溃疡性结肠炎,住院治疗后病情好转,1 周前患者受凉后腹痛、腹泻较前加重,现为求中医治疗故来门诊就诊。刻下:腹痛间作,便前明显,每日大便 4～5 次,大便呈脓血便,小便正常,怕冷,乏力,纳寐差。舌脉:舌质淡胖,苔白,脉细沉无力。辅助检查:大便常规示:潜血(＋),红细胞 3～9 个/视野,白细胞 5～13 个/视野。

中医诊断:泄泻(脾肾阳虚型)。西医诊断:溃疡性结肠炎。

证机概要:肾阳亏虚,不能暖脾土,易导致脾肾虚寒

治疗：温肾补脾。

方药：补阳止泻汤加减：党参 15 g，黄芪 20 g，焦白术 10 g，炙甘草 10 g，木香 6 g，砂仁 6 g（后下），炮姜炭 15 g，赤石脂 15 g（先煎），诃子 10 g，炒白芍 30 g，肉桂 5 g，肉豆蔻 10 g，红藤 15 g，败酱草 15 g，地榆炭 15 g，当归 10 g，7 剂，水煎服，日 1 剂，早晚各 1 次（200 mL）。

二诊（2021 年 9 月 25 日）：腹痛、腹泻症状稍有缓解，脓血便基本消失，纳差，乏力稍有缓解。原方继进 7 剂。

三诊（2021 年 10 月 2 日）：患者精神佳，神清语利，腹痛腹泻症状消失，纳寐差及乏力症状明显好转。患者病情好转。原方去败酱草、地榆炭，加用山茱萸 10 g，山药 20 g，熟地 10 g，补益肝肾，温肾助阳。继进 14 剂。

【按语】 患者证属脾肾亏虚，脾为先天之本，气血生化之源，脾虚则不能运化水液、升清降浊功能失调；肾为先天之本，为一身阴阳之根，肾阳亏虚，不能暖脾土，易导致脾肾虚寒，故脾肾阳虚，久则易生湿生热，下注于肠道，出现腹痛、腹泻、脓血便等。补阳止泻汤是郑亮教授在真人养脏汤的基础上结合自身丰富经验总结而成，方中党参、黄芪、焦白术均可益气健脾，补虚，扶正固本；炮姜炭及地榆炭可温脾止泻止血，肉豆蔻温中涩肠；诃子涩肠止泻；炮姜炭、地榆炭、肉豆蔻及诃子均可止泻以急则治其标；泻痢日久，伤及阴血，佐以当归养血活血、白芍养血和营，活血化瘀，缓解止痛，二者合用体现了"行血则脓自愈"；木香、砂仁健脾和胃、行气止痛；当归、白芍、木香、砂仁合用可调气和血，使全方涩补不滞；红藤、败酱草、地榆炭均可清热解毒，消痈排脓，凉血止血；少量肉桂以温补脾肾；赤石脂温中、涩肠止血；甘草益气和中、调和诸药，和白芍相配可缓解止痛，和党参、黄芪、焦白术相配可补中益气。

─────────── **郑·师·点·评** ───────────

脾肾阳虚，运化、吸收水谷精微及排泄二便功能失职，健脾温阳，则大便自利。

案例 3

王某,女,17岁,学生,体重36千克。2021年7月5日初诊。

主诉:反复腹痛伴便脓血便3年余,加重1个月。患者于2018年起无明显诱因出现腹痛伴黏液脓血便,腹痛为隐痛,大便5～6次/日,遂至当地医院治疗,症状未见明显好转后至上级医院住院治疗,出院后症状反复,曾至上级医院检查并诊断为:溃疡性结肠炎,重度贫血,肛周脓肿,予以激素疗法(强的松类)、免疫抑制剂(硫唑嘌呤)、氨基水杨酸类(美沙拉嗪)治疗后效果不佳。近1月患者上述症状加重,脓血便10余次每日,夹带暗红色血块,消瘦乏力,头晕目眩,肛门胀痛。舌脉:舌红,苔黄厚腻,脉弦细。辅助检查:血常规:血红蛋白:59 g/L,CRP:122.8 g/L。肠镜示:溃疡性结肠炎(广泛结肠型)

中医诊断:大瘕泄(脾气亏虚,大肠湿热证)。西医诊断:溃疡性结肠炎。

治法:益气健脾、利湿止泻。

方药:参苓白术散合白头翁汤加减:党参20 g,炒白扁豆10 g,当归15 g,炒鸡内金10 g,黄芪20 g,莲子10 g,茯苓10 g,炒白术10 g,木香10 g,陈皮10 g,白及15 g,地榆炭10 g,白头翁15 g,薏苡仁30 g,槐花炭10 g,山楂炭10 g,醋延胡索10 g,仙鹤草15 g。

二诊(2021年7月12日):患者大便次数减少至4～5次/日,黏液脓血便减少,无暗红血块,腹痛减轻,精神、食欲、情志好转。舌红,苔黄厚腻,脉弦细。复查血常规:血红蛋白72 g/L。原方去延胡索,加用广藿香10 g,以增化湿之力,一般治疗同前。

三诊(2021年7月19日):患者大便次数减少至2～3次/日,量少,不成形,偶见黏液丝,夜寐欠安,余无不适。舌淡红,苔白厚腻,脉弦细。原方去白头翁、白及、仙鹤草,槐花炭、地榆炭减量,茯苓加量以健脾宁心,加炒麦芽10 g,健脾开胃导滞。一般治疗不变。

四诊(2021年7月26日)患者大便1～2次/日,成形,无黏液脓血便,纳寐可,体重增加1 kg。舌淡红,苔白腻,脉弦细。复查血常规:血红蛋白:104 g/L。原方去地榆炭、槐花炭,炒麦芽加量助运导滞。沿用前方巩固疗效,随访半年未复发。

【按语】 患者初诊时,溃疡性结肠炎症状明显,证属本虚标实,患者先天禀赋不足,素体虚弱,外邪侵袭,饮食不节,致使脾气虚弱,脾阳不升,痰湿内蕴,郁久化热,湿热夹杂,肠道失养,故见腹痛、腹泻、黏液脓血便、消瘦乏力等症。故治以健脾祛湿之参苓白术散加减,合用白头翁汤加减清热解毒、凉血止痢。本医案方药中四君子汤之党参、白术、茯苓益气健脾,与补气固表、托脓排毒之黄芪合用,既能加强补益脾胃的功能,又能助黄芪固本培元,共为君药;加入白扁豆、薏苡仁、木香、陈皮、莲子等理气、和胃、祛湿之品,使诸药补而不滞且渗湿止泻,是为臣药;佐以白头翁清热燥湿、凉血止痢,地榆炭、槐花炭凉血止血,白及、仙鹤草收敛止血,延胡索行气止痛,当归养血和血。二诊时,患者腹痛减轻且大便已无血块,但仍以脾胃虚弱伴湿重为主,故去延胡索,加入广藿香加强祛湿之力。三诊时,患者大便次数及脓血便明显减少,故去白头翁、白及、仙鹤草,将槐花炭、地榆炭减量,茯苓加量可健脾宁心以助睡眠,加入炒麦芽健脾开胃、消食助运,使邪不留滞。四诊时,患者大便已基本正常,且未见黏液脓血便,故去地榆炭、槐花炭,消瘦较前好转,炒麦芽加量助运导滞,健脾开胃。

郑·师·点·评

溃疡性结肠炎久病易致本虚,急性发作时应考虑标实,治疗上应当紧扣本虚标实,"急则治其标,缓则治其本"。

案例 4

患者,男,46 岁。2018 年 6 月 5 日初诊。

主诉:大便次数增多 6 年,加重 1 周。患者 6 年前出现反复黏液脓血便,经行结肠镜检查确诊为"溃疡性结肠炎"。多次住院治疗,曾先后以柳氮磺吡啶、美沙拉嗪、糖皮质激素等抗炎治疗,症情时有反复、控制欠佳,于半年前停药。1周前,患者劳累后出现大便次数增多、黏液脓血便加重;查血常规:WBC $7.3×10^9$/L,HB 90.2 g/L,血小板 $458×10^9$/L,中性粒细胞百分比 83.1%;C-反应蛋白 14.69 mg/L,粪常规:隐血(+);凝血功能、肝肾功能基本正常。刻下:患者大便日行8~9次,色暗褐,不成形,时成水样,夹明显黏液脓血,伴下腹隐痛,便后可缓,喜温喜按,里急后重,肛门灼热感,腰酸乏力甚,口腔多发溃疡,食欲不振,溲偏黄,夜寐欠安。查体:腹平软,触诊无明显压痛、反跳痛,未触及腹部包块,无胃肠型蠕动波。肠鸣音 5~6 次/分,略亢进。舌淡,苔薄黄,脉细滑数。

中医诊断:久痢(脾肾亏虚)。西医诊断:溃疡性结肠炎。

证机概要:脾肾久病耗气,久泄久痢导致肾阳虚衰不能温养肾阳。

治法:健脾益肾,温阳止泻。

方药:党参 20 g,北沙参 15 g,白术 15 g,茯苓 15 g,山药 30 g,炒薏苡仁 15 g,藕节炭 15 g,地榆炭 15 g,败酱草 18 g,大腹皮 10 g,石榴皮 15 g,吴茱萸 6 g,肉豆蔻 6 g,黑豆衣 12 g,淫羊藿 15 g,菟丝子 15 g,生地黄 12 g,竹叶 10 g,灯芯草 6 g,炙甘草 6 g。7 剂。

二诊(2018 年 6 月 12 日):患者大便次数减少,日行 5~6 次,质欠成形,夹黄白色黏液,脓血较前减少,未见水样便,下腹隐痛,里急后重感减轻,肛门灼热已不显,口腔溃疡面部分缩小。守上方加莲子肉 15 g、肉桂 6 g、升麻 9 g。7 剂。

三诊(2018 年 6 月 19 日):患者每日大便次数可控制在 2~4 次,质稍欠成形,夹少许白色黏液,偶见脓血,下腹隐痛少作,无腹胀,无里急后重,口腔溃疡基本已愈,腰酸乏力明显好转,小便调,夜寐可安。舌淡,苔薄白,脉细小滑。守上方加秦皮 9 g,去生地黄、灯芯草、黑豆衣、升麻。续服 14 剂。

四诊(2018 年 7 月 3 日):复诊患者大便日行 1~2 次,质软部分已成形,夹少许黏液及血丝,晨起下腹隐痛轻微,便后得舒,无里急后重,胃纳渐香。

【按语】 合参四诊，本案患者辨属"脾肾亏虚"之证，脾虚为本，日久及肾，大肠局部湿热，故见肛门灼热，立健脾益肾，温阳止泻之法，予党参、白术通降胃腑，茯苓、甘草护守脾脏，共寓四君子之意，通守不离补益。患者初时腹泻频多，质不成形，时成水样，故厚炒薏苡仁、山药用量，添莲子肉增健脾化湿之力，辅以淫羊藿、菟丝子、生地补肾，并以石榴皮涩肠止泻。此乃撷参苓白术散之韵。又因黏液脓血明显，予其地榆炭、藕节炭化瘀止血，且两味药皆有收敛止血又活血之能，以消留瘀之弊。同时，以败酱草清热排脓、解毒消痈、除瘀定痛，加秦皮清热燥湿止痢。时珍曾谓：败酱，乃手足阳明、厥阴药也，善排脓破血；又因其性善降，可抵下焦，实为治肠痈、肠澼之良品。又因患者下腹隐痛、里急后重，考虑其湿邪内阻、气血失和、气滞不畅、血行受阻所致，除以地榆炭、藕节炭、败酱调血外，尚以黑大豆活血利水、祛风解毒以消痈疮，专投味辛之大腹皮行气宽中、利水消肿。大腹皮可调脘腹满痛、下利不爽。若里急后重显、肛门灼热坠胀，可添升麻，取其清热解毒、升阳举陷之效而解，使升降有方、气机调畅。若腹痛甚，或隐痛缠绵，可重用白芍缓急，或以徐长卿消肿定痛。遣方布药注重气血同调，补虚不忘通利，止血不碍化瘀，使脓血清、腹痛减、后重除；药味清温并用、辛苦共施，使热散痛消，且防寒凉过而伤正。

────────── **郑·师·点·评** ──────────

本案患者故脾肾俱虚，健脾同时应注意补肾，同时急性发作时又考虑湿热为标，治疗当扶正祛邪并重。

案例 5

孙某，男，43 岁，职员。2022 年 11 月 7 日初诊。

主诉：下腹痛间作 1 个月。患者 1 个月来下腹部疼痛间作，呈隐痛,脘腹胀满,时有嗳气,无反酸,大便日行1～2次,质黏,不成形,偶见黏液脓血,纳谷不香,夜寐一般,舌质淡,苔薄白腻,脉濡缓。2022年11月2日于外院查肠镜提示:溃疡性结肠炎。

中医诊断:腹痛(脾虚湿蕴证)。西医诊断:溃疡性结肠炎。

证机概要:脾失健运,湿浊内生,阻滞气机,不通则痛。

治法:健脾化湿,行气活血。

方药:健脾化湿方加减:党参15 g,炒白术10 g,茯苓10 g,醋香附8 g,麸炒枳壳10 g,紫苏梗10 g,当归10 g,炒白芍10 g,川芎8 g,钩藤15 g,法半夏10 g,炙黄芪15 g,炮姜3 g,鸡内金10 g,焦山楂10 g,炒麦芽10 g,醋柴胡8 g,沉香曲3 g,火麻仁10 g,7剂,早晚温服。嘱患者清淡饮食,避免辛辣刺激食物,忌烟酒,注意休息,适当放松,保持心情舒畅。

二诊(2022年11月15日):患者服药后大便改善,质黏,未见黏液脓血,但仍感下腹疼痛,偶感腹胀,嗳气好转,无反酸,胃纳一般,夜寐尚可,舌质偏红,苔根黄腻,脉濡缓。

治疗以健脾化湿、行气活血为主,兼以清热。原方去炮姜,加败酱草20 g,徐长卿10 g,郁李仁10 g,继服7剂,同时予加味黄芩汤保留灌肠,黄芩15 g,赤芍10 g,炙甘草6 g,木香10 g,白头翁20 g,苦参20 g,败酱草20 g,青黛5 g。7剂,灌肠,每晚两次。

三诊(2022年11月23日):患者服药后偶感腹痛,无腹胀,无嗳气反酸,仍大便黏腻,日行1～2次,无黏液脓血,无里急后重感,胃纳可,夜寐尚安,舌质偏红,苔根薄白,脉弦。治疗仍以健脾化湿、行气活血为主,兼以清热利湿。前方去败酱草、炒鸡内金、焦山楂、炒麦芽,加酒黄芩10 g、金钱草15 g、郁金8 g,继服7剂,继用加味黄芩汤保留灌肠。

四诊(2022年12月3日):患者服药后腹痛症状基本消失,无明显腹痛腹胀,大便基本正常,日行1次,无黏液脓血,余无特殊不适。舌质偏红,苔根薄白,脉弦。前方去火麻仁、郁李仁,加马齿苋20 g、姜厚朴 8 g,继服 7 剂巩固治疗。嘱患者饮食清淡,忌食辛辣刺激食物,保持心情舒畅。

【按语】 本病病位在脾、肾、大肠,多因先天禀赋不足,或素体脾胃虚弱,或饮食不节,或忧思恼怒等致脾胃损伤,湿热内生,蕴结肠腑,而致反复发作,缠绵难愈。该患者证属脾虚湿蕴证,治疗上以健脾化湿为主。方选健脾化湿方进行加减应用,方中党参、炒白术、炙黄芪健脾益气;茯苓健脾渗湿;麸炒枳壳、紫苏梗、陈皮理气和胃;法半夏燥湿化痰;火麻仁润肠通便;炮姜祛湿化饮宽中。肝主疏泄,与脾之运化水液功能密切相关,若肝主疏泄功能失职,影响脾之运化,则水湿内蕴,滞于肠道,故治疗上配伍疏肝之品,用醋柴胡、醋香附疏肝理气,沉香曲疏肝和胃,钩藤清肝热;病情日久则气滞血瘀,肠道受损,酌加当归、白芍养血和血,川芎行气活血。患者纳谷不香,予鸡内金、焦山楂、炒麦芽健脾消食开胃。

二诊时,患者苔黄腻,湿郁化热,且腹痛不减,去炮姜温热之品,加败酱草清热祛瘀止痛、徐长卿活血止痛、郁李仁下气利水。

三诊时,患者腹胀不显,纳食好转,去炒鸡内金、焦山楂、炒麦芽,同时去败酱草,加用酒黄芩、金钱草等清热利湿之品及郁金凉血活血止痛。

四诊时,患者不适症状基本消失,去火麻仁、郁李仁等润肠通便之品,加用马齿苋清热凉血、姜厚朴健脾行气散湿,继服巩固。

治疗过程中,予中药汤剂口服的同时,用加味黄芩汤灌肠。加味黄芩汤是郑师的经验方,有清热燥湿、行气活血之效,同时灌肠为病变局部用药,更有利于药效发挥作用,对于溃疡性结肠炎患者疗效显著。

—————————— 郑·师·点·评 ——————————

加味黄芩汤为我科治疗溃疡性结肠炎的经验有效方,治疗过程中,予汤剂口服结合加味黄芩汤灌肠疗效更佳。

案例 6

蔡某,女,83 岁,退休人员。2022 年 12 月 5 日初诊。

主诉:腹泻伴腹痛 1 个月。患者近 1 个月来大便日行 3～4 次,不成形,夹有白色黏液,无脓血,时感脐周隐痛不适,常于晨起时腹痛明显,便后痛减,腹胀,无嗳气反酸,常感乏力,纳食一般,夜寐尚可,舌质淡,苔薄白,脉沉细。2022 年 11 月 7 日于外院查肠镜示:溃疡性结肠炎。既往有糖尿病病史。

中医诊断:泄泻病(脾肾阳虚证)。西医诊断:溃疡性结肠炎、2 型糖尿病。

证机概要:患者年老体衰,阳气不足,肾阳虚损,脾失温煦,发为泄泻。

治法:健脾补肾,温阳止泻。

方药:温阳健脾经验方加减:党参 15 g,炒白术 10 g,茯苓 10 g,炒薏苡仁 20 g,山药 20 g,陈皮 8 g,蜜炙甘草 6 g,砂仁 3 g(后下),炮姜 5 g,补骨脂 10 g,肉豆蔻 10 g,诃子肉 10 g,石榴皮 15 g,醋柴胡 8 g,升麻 6 g,姜厚朴 10 g,麸炒白芍 12 g,炒当归 10 g,乌药 10 g,延胡索 10 g,徐长卿 10 g,7 剂,日 1 剂,水煎 400 mL,早晚温服。嘱其注意保暖,饮食清淡,忌食生冷、辛辣刺激之品。

二诊(2022 年 12 月 13 日):患者服药后症状缓解,仍大便次数多,日行 2～3 次,不成形,夹有少量白色黏液,无脓血,腹痛较前缓解,腹胀不显,仍感乏力,纳食一般,夜寐尚可,舌质淡,苔薄白,脉沉细。治法上仍以健脾补肾、温阳止泻为主,前方加粉葛根 10 g、黄连 6 g、酒黄芩 10 g,7 剂,日 1 剂,水煎 400 mL,早晚温服。

三诊(2022 年 12 月 21 日):患者服药后症状明显改善,大便日行 1～2 次,基本成形,肉眼未见明显黏液脓血,无明显腹痛腹胀,乏力缓解,纳谷不香,夜寐尚安,舌质淡,苔薄白,脉沉细。治法仍以健脾补肾、温阳止泻为主,兼以消食开胃。前方去姜厚朴、乌药、醋延胡索,加炒鸡内金 10 g、焦山楂 10 g、炒麦芽 10 g。继服 7 剂巩固治疗。

嘱其饮食清淡,避免生冷、油腻等食物,注意防寒保暖,劳逸结合。

【按语】 经云"湿多成五泄"。脾强自能胜湿,无湿则不成泄,若土虚不能制湿,则风、寒、热皆能成泄。因此,治疗泄泻虽有九法之分,但无不以健脾祛湿、升清降浊为核心。本案中,患者年过八旬,阳气不足,久病之后,肾阳损伤,脾失温煦,而成泄泻,治疗上以健脾补肾、温阳止泻为主,方选郑师的温阳健脾经验方加减,该方以参苓白术散和四神丸为基础方加减化裁而来,全方有温补脾肾、涩肠止泻之功,方中党参、蜜炙甘草健脾益气;茯苓、炒白术健脾燥湿;炒薏苡仁、山药补脾止泻;陈皮、砂仁行气和胃、健脾止泻;炮姜温中止痛;补骨脂、肉豆蔻温肾散寒、涩肠止泻;诃子肉、石榴皮收敛止泻;根据"风能胜湿"之理,酌加柴胡、升麻等"风药"以醒脾升清、胜湿止泻。初诊时患者腹痛腹胀明显,故加用乌药、醋延胡索、徐长卿行气止痛;姜厚朴下气除满。对于溃疡性结肠炎患者,活血化瘀贯穿于治疗始终,予麸炒白芍、炒当归养血和血、化瘀止痛。二诊时,患者虽症状有所缓解,但仍大便次数多,质不成形,予加用粉葛根升清止泻,酒黄芩、黄连燥湿、厚肠止利。三诊时,患者不适症状明显改善,腹痛腹胀不显,故去姜厚朴、乌药、醋延胡索等行气止痛消胀之品,同时加用炒鸡内金、焦山楂、炒麦芽等健脾消食开胃之品以改善患者纳谷不香症状。脾肾阳虚型患者平素需注意预防调护,起居有常,调畅情志,注意防寒保暖,饮食有节,避免进食生冷不洁、辛辣刺激之品,同时可适当服食山药、莲子、山楂、白扁豆等助消化食物,痊愈后还应注意饮食调养和体育锻炼以增强体质。

郑·师·点·评

中医有言"久病及肾",溃疡性结肠炎作为一种慢性、易反复、难治愈的疾病,病程长,日久脾肾俱伤,故缓解期治疗以扶正为要,兼以祛湿。

案例7

魏某,女,44岁,职员。2022年5月7日初诊。

主诉:腹泻间作1年余。患者一年来腹泻常作,经多方医治,未见效果,2021年7月于我院查电子肠镜示:溃疡性结肠炎。刻下:患者大便不成形,每日大便少则2~3次,多则4~5次,不成形,腹鸣,大便夹有白色黏液,如受寒或饮食不节,则症状加重,便前感腹痛阵阵,便后痛势渐减,每遇情绪抑郁时,则腹痛加重,精神困惫,无明显腹胀,无嗳气反酸,纳谷不香,夜寐一般,舌质淡红,苔薄腻,脉细弦。

中医诊断:泄泻病(肝郁脾虚证)。西医诊断:溃疡性结肠炎。

证机概要:脾胃素虚,肝气郁滞,横逆犯脾,肝脾不和。

治法:疏肝解郁、健脾化湿。

方药:抑肝扶脾化湿方加减:醋柴胡8g,白芍15g,香附10g,佛手8g,合欢皮10g,枳壳10g,党参12g,炒白术10g,茯苓10g,炒薏苡仁20g,炒芡实15g,陈皮6g,青皮6g,延胡索12g,当归10g,川芎10g,炒防风12g,炙甘草5g,炒鸡内金10g,炒麦芽10g,焦山楂10g,7剂,水煎服300mL,日1剂,早晚温服。予止泻贴贴于关元穴。嘱患者保持心情舒畅,清淡饮食,避免进食油腻、生冷之品。

二诊(2022年5月14日):患者服药后症状稍有缓解,大便次数减少至每日2~3次,不成形,仍有白色黏液,常感腹痛隐隐,纳食较前好转,夜寐欠安,舌质淡红,苔薄腻,脉细弦。治疗仍以疏肝解郁、健脾化湿为主,兼行气止痛。前方加木香15g、徐长卿10g、茯神10g。继服7剂,并予腹痛贴贴于神阙穴。

三诊(2022年5月21日):患者药后腹痛症状明显改善,大便次数日行1~3次,欠成形,夹有少量白色黏液,纳食可,夜寐一般,舌质淡红,苔薄腻,脉细弦。治疗仍以疏肝解郁、健脾化湿为主。前方加石菖蒲8g、仙鹤草15g,继服7剂。嘱患者注意保暖,保持心情愉悦,饮食清淡易消化。

四诊(2022年5月28日):患者症状基本缓解,大便日行1~2次,基本成形,肉眼未见明显白色黏液,腹痛不显,纳寐可,舌淡红,苔薄白,脉细弦。前方去炒鸡内金、炒麦芽、焦山楂,继服 7 剂巩固治疗,忌食生冷、油煎等食物,避免急躁烦恼。

【按语】 患者便前腹痛,便后痛减,情绪波动,症状加重,责之土虚木贼,辨证为肝郁脾虚证。脾气之运化依赖肝气之疏泄,情志不遂,郁怒无常,肝气郁滞,可横逆克脾犯胃,故治疗上疏肝、健脾二者兼顾,方选郑师的抑肝扶脾化湿方加减,方中醋柴胡、白芍、佛手、香附、合欢皮疏肝解郁,党参健脾益气,炒白术、茯苓、炒薏苡仁益气健脾化湿,炒芡实补脾止泻,陈皮、青皮健脾理气,延胡索行气止痛,当归、川芎行气活血,炒防风搜风升清止泻,炙甘草补中益气、调和诸药,全方共奏疏肝理气止痛、健脾化湿止泻之功。加之患者纳谷不香,予炒鸡内金、炒麦芽、焦山楂和胃消食。口服中药汤剂的同时,结合穴位贴敷疗法,予以止泻贴贴于关元穴以健脾化湿止泻。二诊时,患者腹痛症状明显,加用木香、徐长卿行气止痛,郑师常用徐长卿,其止痛效果较佳,同时予茯神安神以改善夜寐差的症状。三诊时,患者腹泻症状已明显改善,但仍大便次数多,加用石菖蒲、仙鹤草,石菖蒲有开窍醒神之效,可改善患者精神困惫症状,同时还有和中开胃止泻之功,适用于久泻腹鸣,仙鹤草可收敛止泻,且有补虚功效,二者常可配伍使用。四诊时,患者不适症状基本消失,继续服药巩固治疗。

────── **郑·师·点·评** ──────

抑肝扶脾化湿方为治疗肝郁脾虚型泄泻的一剂良方,疏肝健脾二者兼顾,外加中医外治法,结合心理疏导,疗效显著。

案例 8

李某,男,65 岁。2022 年 2 月 6 日初诊。

主诉:下腹部隐痛间作 3 月余。患者近 3 个月来常感下腹部隐痛,无明显腹胀,排便不畅,有时大便干结,日行 1 次,肉眼可见黏液脓血,时有口干口苦,小便短少,纳食不佳,夜寐欠安,舌红少津液,苔薄腻,脉细数。2021 年 11 月 2 日于外院查电子肠镜示:溃疡性结肠炎。

中医诊断:腹痛(阴血亏虚证)。西医诊断:溃疡性结肠炎。

证机概要:久病伤阴,肠络失养,不荣则痛。

治法:滋阴清肠,养血宁络。

方药:养阴愈肠方加减:党参 10 g,生地黄 10 g,麦冬 10 g,桑葚 10 g,黄连 6 g,黄芩 10 g,阿胶 10 g(烊化),当归 10 g,炒白芍 12 g,炙甘草 6 g,延胡索 10 g,徐长卿 10 g,炒鸡内金 10 g,炒麦芽 15 g,百合 12 g,7 剂,每日 1 剂,水煎取汁 300 mL。嘱患者清淡饮食,忌食辛辣温热之品,注意休息,避免熬夜。

二诊(2022 年 2 月 14 日):患者服药后,腹痛较前稍缓解,大便仍排出不畅,夹有黏液脓血,口干口苦减轻,小便短少,纳食一般,夜寐欠佳,舌红少津,苔薄腻,脉细数。辨证同前,治法仍以滋阴清肠、养血宁络为主。前方加瓜蒌 10 g、火麻仁 10 g、酸枣仁 20 g。继服 7 剂,予腹痛贴外敷神阙穴。

三诊(2022 年 2 月 21 日):患者诉药后腹痛较前明显改善,排便不畅有所好转,日行 1～2 次,大便夹有少量黏液脓血,稍感口苦,小便基本正常,纳食可,夜寐较前好转,舌红少津,苔薄稍腻,脉细数。治法同前。前方加白头翁 10 g。7 剂。嘱患者避免进食温热刺激之品,注意休息。

四诊(2022 年 2 月 28 日):患者不适症状基本消失,大便日行 1～2 次,肉眼未见黏液脓血,口干口苦不显,纳寐尚可,舌淡红,苔薄,脉细。前方去火麻仁,加仙鹤草 15 g,继服 7 剂巩固治疗。

【按语】 溃疡性结肠炎日久可耗伤阴血,综合该患者大便有时干结、口干口苦、小便短少以及舌苔脉象,证属阴血亏虚证并有内热之象,治疗以滋阴清肠、养血宁络为主,方选养阴愈肠方加减治疗。养阴愈肠方为郑师治疗慢性溃疡性结肠炎之经验方,方中党参益气生津;

生地黄、麦冬滋阴生津;桑葚养血滋阴,还有润肠通便之效,可用于阴血亏虚之肠燥便秘;黄连、黄芩均可入大肠经,有清热厚肠之功;阿胶补血止血、滋阴润肠;当归合白芍养血和营,甘草合白芍酸甘化阴,缓急止痛。患者腹痛明显,加用延胡索、徐长卿以行气止痛;纳谷不香,予炒鸡内金、炒麦芽健脾消食开胃;同时加用一味百合养阴安神,改善患者寐差症状。二诊时,患者仍大便排出不畅,寐差缓解不显,加用瓜蒌、火麻仁以润肠通便,酸枣仁养心安神,还有生津之效,同时外用我科特色腹痛贴贴于神阙穴,以缓解患者腹痛不适。三诊时,患者不适症状明显改善,但仍感口苦,综合舌苔脉象,仍有阴虚内热之征,加用一味白头翁以清热凉血,同时还有止痛之功用。四诊时,患者不适症状基本消失,大便排出顺畅,故去润肠之火麻仁,加用补虚之仙鹤草,继服巩固。整个病程中,嘱咐患者忌食辛燥温热之品,以免耗伤阴血,加重病情。

———— 郑·师·点·评 ————

溃结日久,入血入络,耗伤阴血,养阴愈肠方为治疗阴血亏虚型溃结的一剂良方,本方在滋阴养血的同时兼顾清阴虚内热之象,尤适宜于溃结日久阴血亏虚兼有虚热之证。

案例 9

陈某,男,55 岁。2021 年 6 月 7 日初诊。

主诉:间断黏液脓血便 5 年,加重 2 周。患者 5 年来间断黏液脓血便,2016 年于当地医院确诊为溃疡性结肠炎,并间断予美沙拉嗪肠溶片及中药治疗(具体不详),症状时轻时重,症状轻时有鲜血兼夹,严重时伴黏液脓血便。患者喜食辛辣辛香之物,常因饮食不节而反复发作。2 周前因进食辣椒后症状加重。患者为求进一步治疗,遂至我科门诊就诊。就诊时见:黏液脓血便 5~6 次/日,伴腹痛、腹胀,里急后重,情绪焦虑不安,胃纳差,伴有肠鸣,夜寐一般,小便黄,舌质红,苔黄腻,脉弦滑。复查电子结肠镜提示溃疡性结肠炎活动期(直肠及乙状结肠黏膜明显充血水肿,散在多发糜烂出血灶及溃疡形成)。

中医诊断:痢疾(浊毒热蕴证)。西医诊断:溃疡性结肠炎(活动期)。

证机概要:脾胃运化失常,水湿郁热,热蕴内积,积而成毒,浊毒侵入肠腑,损伤脂膜血络,致肠道血败肉腐。

治法:化浊解毒,清热除湿。

方药:除湿活血解毒汤加减:藿香 15 g,佩兰 15 g,茯苓 15 g,炒薏苡仁 20 g,泽泻 10 g,败酱草 15 g,仙鹤草 20 g,白及 15 g,炒槐花 15 g,地榆炭 15 g,防风 10 g,麸炒肉豆蔻 10 g,当归 12 g,柴胡 10 g,延胡索 10 g,陈皮 10 g,炙甘草 6 g。共 7 剂,水煎剂,早晚温服。同时予加味黄芩汤保留灌肠治疗。黄芩 15 g,赤芍 10 g,炙甘草 6 g,木香 10 g,白头翁 20 g,苦参 20 g,败酱草 20 g,青黛 5 g,共 7 剂,水煎剂,每日 1 剂,每晚睡前 150 mL 保留性灌肠。

二诊(2021 年 6 月 14 日):患者治疗后大便次数减少日行 3～4 次,便质软、不成形,无明显便血,伴有少量黏液,腹痛减轻,仍感纳差乏力,寐不佳,舌淡红,苔黄腻较前减轻,脉弦滑。原方加党参 20 g、白术 15 g、茯神 15 g、合欢皮 15 g,7 剂。继续予灌肠治疗,治疗方案同初诊。

三诊(2021 年 6 月 21 日):患者大便日行 1～2 次,为成形软便,无腹痛腹胀,无黏液脓血便,纳寐可。为巩固疗效,继续服用前方治疗 2 个月,灌肠方继灌 1 个月,随诊,嘱患者节饮食、畅情志。

随访至今,未再复发。

【按语】 本病病位在肠,病机为脾胃虚弱,水谷精微运化失司,水湿泛滥,久而浊聚,郁而不解,蕴热成毒,治疗以化浊解毒、清热除湿为主。浊毒既是病理产物,又是致病因素,张锡纯曰:"痢之热毒侵入肠中肌肤,久至腐烂,亦犹汤火伤人肌肤至溃烂也。"郑亮教授也认为溃疡性结肠炎的发生与浊毒密切相关,浊毒之邪壅滞于肠,气机随之阻碍,便会出现腹胀腹痛;浊毒与气血相搏,便会出现脓血便,故宜用清热除湿泄浊毒。选方除湿活血解毒汤加减,除湿活血解毒汤为郑亮教授治疗浊毒热蕴型溃疡性结肠炎的经验方,由藿香、佩兰、茯苓、炒薏苡仁、泽泻、败酱草、仙鹤草、白及、炒槐花、地榆炭、防风、麸炒肉豆蔻、当归组成,方中佩兰芳香化湿,辟邪气,与藿香合用共奏芳香化浊之功;茯苓、炒薏苡仁、泽泻健脾祛湿,败酱草清热化浊解毒,仙鹤草收敛止血、止痢,兼以补虚,白及收敛止血,地榆炭、炒槐花化瘀止血,防风对于肠道疾病有重要调节作用,既能升阳以止泻痢,又能调达气机,熄风止痉,解除肠道痉挛之腹痛;肉豆蔻温中行气、涩肠止泻,当归补血活血;柴胡、延胡索、陈皮主理气之意。口服中药同时配加味黄芩汤灌肠,加味黄芩汤也是科内灌肠方,主要治湿热蕴结型的溃疡性结肠炎,两种治疗方法相配,更大程度上清热化湿,使药效直达病所,内外合治,加速病变黏膜修复。二诊时便血基本改善,仍脾虚,夜寐差,加党参、白术理气健脾,合欢皮、茯神养心安神,继续予以保留灌肠增强疗效。三诊时,诸症皆除,此时为疾病缓解期,正虚邪恋,中药方继服巩固疗效。

───── 郑·师·点·评 ─────

溃疡性结肠炎患者常因饮食病情反复,不知节制,过度进食往往导致腐肠,因此务必要对患者进行健康教育,指导患者调整饮食习惯。

案例 10

黄某,女,56 岁。2022 年 11 月 25 日初诊。

主诉:黏液脓血便间作 1 月,加重 5 天。患者于 1 个月前出现少量黏液脓血便,期间便血间作,误认为痔疮发作,未予重视。患者 5 天前因不洁饮食出现腹泻腹痛,大便日行 3～4 次,色黄,不成形伴有少许黏液脓血便,无恶心呕吐。患者 4 天前发热,体温约 38℃,予当地医院以蒙脱石散以及静脉输液治疗,后复测体温正常,但腹泻症状未缓解,遂于以收治入院。症见:腹部疼痛偶作,小便调,大便 2 次/日,大便中有少许黏液脓血,纳寐尚可。舌边淡暗,舌尖有紫气,舌边有齿印,苔薄白,脉涩。实验室检查:粪便常规:隐血(+);红细胞计数:$3.86×10^{12}$/L,血沉:21 mm/h,白介素-6:41.71 pg/mL;查肠镜示[肠镜]溃疡性结肠炎:全结肠散见点片状充血溃疡灶。病理示:黏膜中度炎症。

中医诊断:痢疾(瘀阻肠络证)。西医诊断:溃疡性结肠炎(E2型)。

证机概要:邪蕴肠腑,气血壅滞,传导失司,脂络受伤。

治法:活血化瘀,行气止泻。

方药:解毒活血汤加减:黄芪 20 g,炒薏苡仁 20 g,当归 12 g,砂仁 3 g,黄柏 10 g,白及 10 g,苍术 10 g,陈皮 12 g,木香 6 g,炒白芍 15 g,炒槐花 15 g,地榆炭 15 g,仙鹤草 20 g,防风 10 g,三七 6 g,葛根 15 g,炙甘草 6 g。共 14 剂,水煎剂,1 剂 400 mL,分早晚两次温服。联合美沙拉嗪肠溶片 1 g/次,3 次/日,均于餐前 1 小时及睡前服用,加味五七散灌肠:五味子粉 2 g,三七粉 2 g,白及粉 2 g,煅海螵蛸粉 2 g,炒九香虫粉 0.5 g。嘱患者注意清淡饮食,调畅情志,不食油腻辛辣刺激之品,注意保暖。

二诊(2022 年 12 月 11 日):患者灌肠治疗后无腹痛,大便 1~2 次/日,大便性状较前改善,基本成形,无黏液脓血样便,但有排便不尽感,无余不适,胃纳可,夜寐可,舌质淡红,舌边有齿印,苔薄白,脉涩。复查:红细胞计数:$4.66×10^{12}$/L,血沉:11 mm/h,白介素-6:2.668 pg/mL。患者经加味五七散灌肠治疗后明显好转,继续巩固灌肠 1 个月,美沙拉嗪口服 1 个月,服法如前。中药处方调整如下:前方中药加秦皮 8 g,改苍术为白术 12 g,共 14 剂,水煎剂,1 剂 400 mL,分早晚两次温服。

三诊(2023 年 1 月 20 日):患者黏液脓血便基本消失,大便成形,排便不尽感缓解,无腹痛,晨起腹胀偶作,予前方去地榆炭、炒槐花,加枳壳 15 g 行气宽中,继续服用 14 剂,水煎剂,1 剂 400 mL,分早晚两次温服,美沙拉嗪口服 1 个月。

四诊(2023 年 2 月 10 日):患者无腹痛腹泻,腹胀感消失,纳寐可,小便调,大便 1 次/日,质软,成形,色黄,舌质淡红,舌边有齿印,苔薄白,脉细。嘱患者停药后合理饮食,慎起居。前方继服 14 剂,随诊。6 个月后复查胃肠镜,此期间如有不适及时就诊。2 个月后电话随访,患者诉未再复发。

【按语】 本医案病位在肠,病机为邪蕴肠腑,气血壅滞,传导失司,脂络受伤。此患者曾饮食不洁,脾胃为后天之本,饮食和胃肠关系紧密,如《素问·太阴阳明论》载:"饮食不节,起居不时……下为飧泄,久为肠澼。"可知饮食不洁,可导致腹痛腹泻,而良好的饮食习惯有益于身心健康。结合患者的舌苔脉象,"舌边淡暗,舌尖有紫气,舌边有齿印,苔薄白",此为"脾虚",逐步导致"脾虚—湿蕴—郁热—伤络—血瘀—气血虚—脾虚"的恶性循环,故宜行气活血止痛。加味五七散以散剂入药,可起到理气止痛、活血化瘀之功,方中五味子药性酸,具有止泻止痢的功效;三七性温,既能活血又能补血,理气散瘀,起到"止血而不留瘀,祛瘀而不伤正"的功效。《医学衷中参西录》中云:"三七,诸家多言性温,然单服其末数钱,未有觉温者。善化瘀血,又善止血妄行,为血衄要药……兼治:便下血,女子血崩,痢病下血新红久不愈(宜与鸦胆子并用),肠中腐烂,浸成溃疡。"三七与五味子同用奏益气生津之功;白及为"血家圣药",收敛止血;煅海螵蛸质燥涩敛,起到收敛止血止痛的作用,《本草纲目》:"乌贼骨,厥阴血分药也,其味咸而走血也。故血枯血瘕,经闭崩带,下痢疳疾,厥阴本病也……厥阴属肝,肝主血,故诸血病皆治之。"三七、白及、煅海螵蛸同用增强了止血效果;炒九香虫为辛香之品,具有行气止痛之功,为本方中行气之要药。全方共奏凉血止痢、理气化瘀之效。纵观全方,主以"止血化瘀"为主,辅以"益气行气",以防化瘀伤及脾胃之气。与此同时,予以中药口服,结合患者舌苔脉象,开予郑亮教授针对瘀阻肠络型溃疡性结肠炎的经验方——解毒活血汤,整方在活血化瘀的同时补益脾虚,予炒薏苡仁、砂仁、苍术等健脾祛湿;《神农本草经》将防风列为上品药,其对于肠道疾病有重要调节作用,既能升阳以止泻痢,又能调达气机,熄风止痉,解除肠道痉挛之腹痛;陈皮、炒白芍与苍术、防风合用,补脾柔肝,缓急止痛,取痛泄要方之意;大血藤可解毒消痈,活血止痛,祛风除湿;白及、黄芪、三七活血化瘀,敛疮生肌;地榆炭、炒槐花化瘀止血;当归补血活血;黄柏清下焦湿热;葛根清利湿热兼升阳止泻;仙鹤草收敛止血、止痢,兼以补虚;木香行气止痛;甘草调和诸药。二诊时,患者腹痛腹泻基本好转,气通瘀散,继予灌肠方巩固,患者症状虽减轻,但病邪仍盛,故加秦皮燥湿收涩止痢,改苍术为炒白术,加强健脾之功。三诊时,患者大便成形,已无脓血,说明瘀血已去,病邪暂退,故去地榆炭、炒槐花止血药,全方以健脾化湿为主,再加枳壳加强理气。四诊时,患者无明显不适,诸症俱除,前方巩固。诸药合用,水湿得化,瘀血得去,脾气得健,标本同治。

—————————— 郑·师·点·评 ——————————

　　临床治疗溃疡性结肠炎应灵活变通,根据溃疡性结肠炎的基本病机,调整加味五七散的用法,使药物直达病处。

案例 11

　　施某,男,44岁。2020年11月5日初诊。

　　主诉:腹痛间作5年。患者5年来脐周腹痛明显,平素大便1日2次,量少,黏液量多,色白或淡红色,消瘦,血色素偏低(6.5 g),面色萎黄,胃纳可,夜寐安。于外院诊断为克罗恩病。现每天服用糖皮质激素治疗,腹痛有所缓解,求治中药调理,故至我院门诊就诊。舌淡红,边有齿印,苔薄黄腻,脉细。

　　中医诊断:腹痛(脾肾亏虚,湿热蕴结证)。西医诊断:克罗恩病。

　　证机概要:脾气亏虚,运化失职,津液不得运化转输,停聚而生湿,湿浊蕴结。

治法:补益脾肾,清热利湿。

方药:炙黄芪30 g,党参30 g,苍术12 g,蛇舌草30 g,半枝莲30 g,女贞子10 g,吴茱萸10 g,虎杖30 g,大腹皮10 g,焦山楂10 g,炒白术12 g。灌肠方:(加味黄芩汤)黄芩15 g,赤芍10 g,炙甘草6 g,木香10 g,白头翁20 g,苦参20 g,败酱草20 g,青黛5 g。

二诊(2020年11月19日):症情较前好转,腹痛稍缓解,上腹部稍有作胀,胃纳尚可,大便日行1~2次,质软,中等量黏液,色白为主。原方调整如下:加山药30 g、神曲10 g、鸡血藤全瓜蒌30 g。灌肠方原方继用。处方:炙黄芪30 g,党参30 g,苍术12 g,蛇舌草30 g,半枝莲30 g,女贞子10 g,吴茱萸10 g,虎杖30 g,大腹皮10 g,焦山楂10 g,白术12 g,淮山药30 g,鸡血藤15 g,全瓜蒌30 g。

三诊(2020年12月18日):症情明显好转,腹痛基本缓解,上腹部稍有作胀,大便调畅,大便日行1次,质软,偶有少量黏液,胃纳转佳,较前精力充沛,较初诊体重增加5kg,现无明显不适。原方继用。

四诊:上方于当地一直自配煎药服用2个月,症情稳定,后电话随访,无明显不适。自觉无其他不适。

【按语】 此例以腹痛为主症,故从"腹痛"论治,四诊合参,为本虚标实之证,本虚为脾肾亏虚,标实为湿热邪实。脾气亏虚,运化失职,津液不得运化转输,停聚而生湿,湿浊蕴结,湿阻气血运行,形成气血凝滞的状态,滞而化火,与湿相合,则形成湿热内蕴情况。治疗当补虚、泻实二者兼顾,其中黄芪、党参、炒白术、焦山楂健脾益气、消食和胃;制首乌、女贞子、吴茱萸滋补肝肾,共用补益脾肾,补虚治本;苍术、蛇舌草、半枝莲、虎杖等清热解毒利湿,为泻实治标。药证相符,疗效确切。二诊患者上腹部稍有作胀,加山药、神曲健脾消食除胀,患者素有贫血,加鸡血藤活血补血,证属脾肾亏虚,湿热蕴结,加全瓜蒌清热润肠。加味黄芩汤是郑亮教授常用灌肠方,方中黄芩清热燥湿,赤芍清热凉血,白头翁、苦参清热坚阴止痢,败酱草、青黛清热解毒。共奏

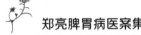

清热解毒止痢之功。

―――――――― 郑·师·点·评 ――――――――

　　辨证论治,治病求本;在健脾的同时,兼顾补肾,以达到脾肾同治的目的,可以取得更好的疗效。